DE LA

MORTALITÉ

DES

NOUVEAU-NÉS

ET DES

MOYENS DE S'Y OPPOSER

Considérations préliminaires. — Allaitement naturel. — Allaitement artificiel. — Hygiène du premier âge. — Applications pratiques. — Conclusion.

PAR

LE DOCTEUR DEBOURGE

CHEVALIER DE L'ORDRE DE LÉOPOLD, MEMBRE DU CONSEIL D'HYGIÈNE PUBLIQUE ET DE SALUBRITÉ DE L'ARRONDISSEMENT DE MONTDIDIER, MEMBRE CORRESPONDANT DE VINGT-SEPT ACADÉMIES ET SOCIÉTÉS SAVANTES, LAURÉAT DE PLUSIEURS ACADÉMIES.

Faire connaître aux jeunes mères les avantages de l'allaitement naturel et les dangers de l'allaitement artificiel, c'est puissamment leur venir en aide dans l'accomplissement de la sublime mission que la Providence elle-même leur a demandé de remplir ; c'est, en même temps, soustraire des milliers de nouveau-nés à l'effrayante mortalité qui les frappe.....

MIRECOURT

HUMBERT, IMPRIMEUR-LIBRAIRE-ÉDITEUR

Rue de l'Hôtel-de-Ville, 31

MAISON A PARIS

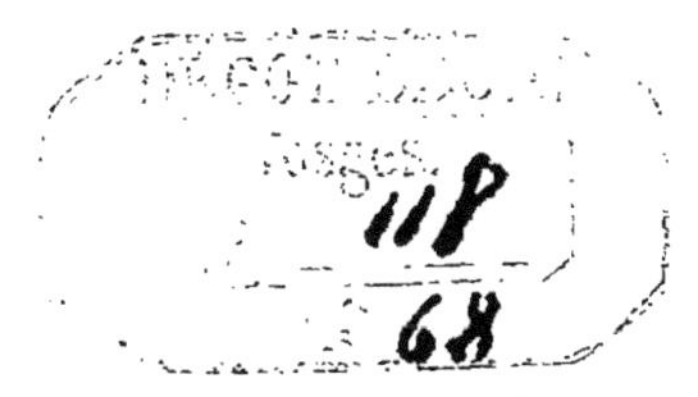

DE LA

MORTALITÉ

DES

NOUVEAU-NÉS

PARIS LIBRAIRIE. — MIRECOURT, IMP. HUMBERT.

DE LA

MORTALITÉ

DES

NOUVEAU-NÉS

ET DES

MOYENS DE S'Y OPPOSER

Considérations préliminaires. — Allaitement naturel. — Allaitement artificiel. — Hygiène du premier âge. — Applications pratiques. — Conclusion.

PAR

LE DOCTEUR DEBOURGE

MEMBRE CORRESPONDANT DE VINGT-SEPT ACADÉMIES ET SOCIÉTÉS SAVANTES.
LAURÉAT DE PLUSIEURS ACADÉMIES.

Faire connaître aux jeunes mères les avantages de l'allaitement naturel et les dangers de l'allaitement artificiel, c'est, puissamment leur venir en aide dans l'accomplissement de la sublime mission que la Providence elle-même leur a demandé de remplir; c'est, en même temps, soustraire des milliers de nouveau-nés à l'effrayante mortalité qui les frappe.....

MIRECOURT
HUMBERT, IMPRIMEUR-LIBRAIRE-ÉDITEUR
Rue de l'Hôtel-de-Ville, 31

1868

AVANT-PROPOS

Dans un moment où l'on s'occupe plus que jamais de la grave question de la mortalité des nouveau-nés, où différents corps savants, où la société protectrice de l'enfance, où un grand nombre de philanthropes de tous les pays recherchent avec la plus active sollicitude quel est le meilleur mode à suivre dans l'alimentation des jeunes enfants, et quelle est l'hygiène qui convient plus particulièrement au premier âge, on ne lira peut-être pas, sans quelque intérêt, les pages qui suivent d'un modeste travailleur qui a consacré toute sa vie au bien-être, au soulagement de ses semblables, et qui a répandu dans le peuple deux petits ouvrages sur la manière d'élever les enfants et sur les moyens d'éviter à un grand nombre la plus affreuse peut-être de toutes les maladies dont ils peuvent être atteints (1); ouvrages dont celui-ci deviendra le complément par les précieux enseignements qu'il va reproduire. Le progrès marche, l'observation s'enrichit de l'observation, toute œuvre de l'esprit vieillit, reprend de la jeunesse au contact des faits nouveaux que l'on a recueillis.

La grave question de la mortalité des nouveau-nés n'intéresse pas seulement les jeunes mères, la famille, la société; elle intéresse encore et au plus haut point le gouvernement. Bâtissez sur une base solide, avec des matériaux irréprochables, votre édifice résiste à toutes les causes d'usure que le temps amoncèle autour de lui, rien ne l'ébranle, rien ne peut le renverser, — que le terme fatal assigné à tout ce qui doit disparaître; — il en est de même de l'édifice humain : élevez convenablement, rationnellement le jeune enfant; de la manière dont vous procédez à son allaitement, à sa pre-

(1) *Le livre des Jeunes Mères. — Le Rachitisme et l'Alimentation.*

mière alimentation, dépend sa santé, son avenir, sa longévité, sa force de résistance aux mille et mille affections morbides qui peuvent l'atteindre à chacun des pas qu'il fait dans le sentier, pour beaucoup, si raboteux de la vie; dépend, dans une infinité de cas, son bien-être, la somme de bonheur qu'il lui est donné de goûter; dépend la disparition d'infirmités hideuses qui font frissonner de pitié; dépend la destruction des germes dangereux qui se développent sourdement dans l'organisme, qui menacent celui-ci à chacun des instants, et qui, un jour, éclatent, frappent à mort un être chéri dont la perte imprime au cœur des familles de ces plaies profondes, déchirantes, et que le temps ne ferme point.

L'alimentation a une grande puissance : elle favorise le développement d'une bonne constitution native, elle y ajoute même, elle modifie, de la manière la plus heureuse, une organisation primordialement mauvaise, elle peut arriver à la changer complètement.

Je vais m'occuper dans ce travail, de l'allaitement naturel, de ses avantages, de ses inconvénients, des circonstances dans lesquelles il faut absolument le proscrire, du temps pendant lequel il doit durer, et des principales circonstances qui se rattachent à ce genre d'allaitement. Je passerai à l'allaitement par une nourrice, en traçant également toutes les règles que commande ce mode qui n'est qu'une modification de l'allaitement naturel proprement dit. J'arriverai à l'allaitement artificiel, ce fléau des populations, cette sorte d'infanticide autorisé qui sème partout la désolation et la mort ; qui, à lui seul, est plus meurtrier que la guerre, la famine et le choléra réunis... On a cherché à rendre ce genre d'alimentation l'égal de l'allaitement opéré par la mère, on n'y est point parvenu. On a cherché à le rendre moins meurtrier, je porterai mon appréciation critique sur les principaux moyens qui ont été proposés pour arriver à ce double but ; et, de cette façon, chacun appréciera de suite la valeur réelle de l'allaitement artificiel tel qu'en général on le pratique aujourd'hui; et l'on verra ce qu'il conviendra plus particulièrement de faire quand la mère ne peut ou ne doit pas nourrir elle-même, quand elle est dans l'impossibilité de se procurer une nourrice, et que l'alimentation artificielle est la seule ressource qu'il lui reste.

Je comparerai l'allaitement naturel à l'allaitement artificiel, et je reproduirai des chiffres qui porteront la conviction dans tous les esprits.

J'entrerai en matière par quelques conseils ayant trait à la nécessité d'une bonne gestation, d'une bonne sécrétion du lait, d'un bon état de l'organe dans lequel le nouveau-né doit le puiser... Je terminerai par le rapide exposé de l'hygiène qui convient plus particulièrement à l'enfant à la mamelle, cette hygiène me paraissant devoir apporter sa part de lumière dans la grande question qu'il s'agit d'éclairer...

Un fait d'une extrême importance dans

l'alimentation du nouveau-né, c'est la manière dont les aliments sont supportés par les organes chargés de leur élaboration.

Une foule de jeunes enfants succombent infailliblement à des troubles fonctionnels, à des troubles digestifs, qu'une alimentation mieux raisonnée eût permis de conserver; impossible de ne pas s'arrêter sur ce point capital de vie ou de mort pour le jeune enfant... Enfin, je ferai en sorte de ne rien omettre des soins principaux dont sera l'incessant objet cet être si fragile encore et qu'un rien peut enlever.

A notre époque, et plus que jamais, on s'efforce d'extirper les préjugés, de combattre ces vieilles et aveugles routines qui s'éternisent traditionnellement dans les familles au grand préjudice de chacun et de tous, et l'on vient asseoir, sur les débris amoncelés de la lutte, tout ce qui est un véritable progrès, tout ce qui peut servir les intérêts de l'humanité, reculer les bornes de la civilisation, tout ce qui peut faire approcher le plus près de la perfection, et les hommes et les choses. Quelle plus belle tâche que celle des philanthropes qui auront pris une large part à cet immense résultat? Ils auront conservé à la famille, à la société, à l'Etat, des hommes utiles, des citoyens valides, vigoureux et sains.

Avant d'aller plus loin, je sollicite toute la bienveillance, toute l'indulgence de mes lecteurs. Mon travail pourra de beaucoup laisser à désirer pour la forme; je tâcherai, du moins, de le rendre le plus complet qu'il me sera possible pour le fonds, en m'efforçant de ne rien négliger de ce qui pourra le plus efficacement servir les intérêts que j'ai embrassés. Je serai précis, je serai pratique. Ma base sera le fruit d'une longue expérience. Les conseils, les enseignements que ma plume va reproduire, ont depuis plus de quarante ans été couronnés des plus beaux, des plus encourageants succès; ces succès ne pourront manquer d'en appeler d'autres : toujours le succès appelle le succès...

Si dans les pages qu'on va lire, je m'écarte quelque peu du langage austère de la science, celle-ci me le pardonnera : je n'agis de la sorte qu'en vue de la mettre à la portée de toutes les intelligences, et d'en faciliter à chacun l'application. Je veux surtout, m'associant à l'immense progrès qui se produit : l'enseignement secondaire des filles, être une fois de plus, utile à la femme, à la jeune mère, qu'il importe d'initier à des connaissances toutes spéciales sur lesquelles jusqu'ici elle est restée par trop étrangère, et qui, malgré les plus louables efforts, a besoin encore de tant d'enseignements. Mais, que cette mère ne s'abuse pas cependant sur la portée des moyens thérapeutiques qu'elle me verra conseiller dans plusieurs des maladies de son enfant, et qu'elle se garde bien de les appliquer elle-même : au médecin seul est réservée cette application. C'est donc, pour ceux des médecins qui voudront connaître ce que la longue expérience d'un des leurs lui a permis de vérifier ou de recueillir, que ces moyens sont consignés ici. Une autre vue encore que j'ai eue en les y consignant, c'est de combattre avec succès le préjugé d'après lequel on croit par trop généralement qu'il n'y a pas de remède contre les maladies des tout petits enfants... Les mères verront donc qu'elles ne doivent plus donner dans une pareille erreur...

Puisse ma nouvelle pierre figurer au monument que tant de philanthropes s'efforcent d'élever en ce moment ; et puissent ces savants illustres me dire un jour : « Votre pierre nous a été utile; vous, aussi, avez mérité de l'humanité. »

DE LA

MORTALITÉ

DES NOUVEAU-NÉS

ET DES MOYENS DE S'Y OPPOSER

CHAPITRE PREMIER

INTRODUCTION A L'ALLAITEMENT MATERNEL.

Indispensabilité de l'allaitement maternel. — Hygiène de la grossesse. — Régime alimentaire de la femme enceinte. — D'une bonne alimentation, un bon lait. — Goûts dépravés des femmes grosses. — Dangers des liqueurs fortes. — Les vêtements. — Le corset. — Les impressions morales vives et les exercices. — Les courses en voitures. — Les lits trop mous. — La chambre à coucher. — Le sommeil. — Six mètres cubes d'air atmosphérique par heure et par individu. — Dangers qu'il y a de trop fortement chauffer la chambre à coucher. — Constipation, moyens de la prévenir. — Les bains. — La saignée. — Diminution des globules sanguins. — Circonstances dans lesquelles l'allaitement se peut; celles dans lesquelles il ne doit pas avoir lieu. — Consanguinité matrimoniale. — La grande dame, la femme du monde, doit-elle allaiter son enfant? — Indispensabilité d'une bonne conformation de la mamelle et d'une suffisante longueur du mamelon. — Moyens conseillés contre la brièveté et la trop grande sensibilité de ce dernier. — Comment, à l'avance, on peut apprécier si la femme aura assez de lait, et si ce lait ne lui fera pas défaut avant le terme voulu pour un bon allaitement...

Pendant que l'enfant subit, dans le sein de sa mère les premières phases de la vie qu'il doit bientôt partager avec tous, la nature lui prépare en secret l'aliment de sa nouvelle existence : admirable prévoyance, suprême enseignement qui répète à la femme ce que déjà lui avait dit son cœur : nourris de ton lait l'enfant auquel tu viens de donner le jour.

Durant une longue suite de siècles, cette loi sacrée fut exécutée de tous points ; mais, peu à peu, une infinité de femmes la transgressèrent malgré les avis contraires des médecins et des amis de l'humanité. Une voix puissante vint, à son tour, tonner contre la si meurtrière infraction : l'éloquent, l'immortel Rousseau rappela les femmes au plus sacré de leurs devoirs ; la médecine et la philanthropie fortifièrent des plus incessants efforts la parole du grand philosophe ; toutes ces voix furent entendues ; le furent-elles suffisamment ?

De nos jours, un grand nombre de mères prennent à cœur d'élever elles-mêmes leurs nouveau-nés; mais, il faut bien le reconnaître, il y en a trop encore qui désertent le poste, franchissent le cercle de la nature, qui, sous les prétextes, souvent les plus futiles, s'exonèrent d'un devoir dont l'inobservation les expose elles-mêmes aux plus amers regrets, et font surgir pour leurs enfants, les accidents les plus graves, les affections les plus dépopulatrices.

Il appartenait à l'hygiène de prêcher, de nos jours, une nouvelle croisade en faveur de l'allaitement naturel; mais, en bien pesant, en bien mûrissant les conseils. Il lui appartient de répéter aux mères qui allaitent, — pouvant le faire : — « vous accomplissez le plus grand, le plus saint de vos devoirs; votre santé et la santé de vos enfants y gagneront beaucoup... » Il lui appartient également de dire à certaines femmes : vous compromettez gravement votre santé et l'avenir de vos enfants; les unes et les autres, vous manquez complètement le but.

La femme qui allaite elle-même ses enfants, se porte mieux, vieillit moins, vit longtemps; elle prémunit son organisme contre divers états morbides des plus graves qui l'attendent peut-être dans un âge plus avancé, et qui frappent un grand nombre de celles des mères qui refusent leur sein à leurs enfants... On ne saurait jamais trop répéter aux femmes cette importante, cette éternelle vérité ; et puis, chacun connaît le bien moral qui résulte de l'allaitement opéré par la mère au milieu de la famille. Que de joies, que d'indicibles bonheurs comblent de leurs enivrements les mères qui nourrissent elles-mêmes leurs nouveau-nés ! La plume est impuissante à reproduire fidèlement de pareils tableaux : il faut les voir pour en apprécier toute la finesse, tout le coloris, toute la sublimité !...

CONSIDÉRATIONS PARTICULIÈRES RELATIVES A LA GROSSESSE ET HYGIÈNE DE CETTE DERNIÈRE.

Quand un fait d'une signification qu'elle ne peut méconnaître vient apprendre à la femme qu'elle a posé le pied dans la voie qui conduit à la maternité, cette future mère doit immédiatement, et plus que jamais, surveiller sa santé, surveiller son hygiène, et n'omettre aucun des moyens propres à lui assurer une heureuse gestation, une heureuse parturition, un facile et fructueux allaitement ; elle doit faire part de sa position au médecin qui a sa confiance ; celui-ci ne pourra que très avantageusement lui venir en aide et la faire arriver à la solution d'une foule de questions, qu'il lui importe au plus haut point de résoudre. La première des questions que la future mère lui adressera, sera bien sûr celle-ci : quel doit être mon genre d'alimentation ?

Je vais répondre à cette question, et j'en poserai un assez grand nombre d'autres, auxquelles je répondrai également, et cela, avant d'aborder la question vraiment capitale, dont je dois plus particulièrement m'occuper, comme répondant plus directement au programme que je me propose de remplir.

« De l'aliment vient la vigueur du corps, de lui vient aussi la maladie. « (HYPPOCRATE.)

Ces paroles du Père de la médecine s'appliquant à mon sujet, je les lui emprunte, et j'ajoute : « le sang vient de l'aliment, et le lait vient du sang. »

Dans le sein de sa mère, l'enfant vit de son sang; en dehors, il vit de son lait: donc du bon sang, donc du bon lait.... Je répète à cette occasion, avec le Dr Donné : « le lait est déjà presque du sang tout formé auquel il ne manque qu'un degré de plus d'élaboration pour devenir du sang parfait. »

On a dit que l'alimentation d'une femme enceinte doit être substantielle et abondante; n'a-t-on pas été un peu loin? Si, à cause de la vie à deux, la femme prend à la lettre ce conseil d'une alimentation abondante et substantielle, ne compromettra-t-elle pas cette parfaite santé dans laquelle il importe qu'elle se conserve? Cette alimentation n'amènera-t-elle pas des désordres digestifs, des désordres organiques auxquels elle est déjà si positivement exposée à cause de sa position? Si le régime alimentaire qu'elle suivait avant la grossesse lui avait parfaitement réussi, pourquoi donc le changer? Elle a, tout au contraire, le plus grand intérêt à le suivre. Si cette femme est forte, d'un tempérament sanguin, qu'elle mitige même ce régime s'il est trop excitant, trop animalisé. Si elle est faible, d'une constitution éminemment lymphatique, qu'elle appuie davantage sur les viandes, principalement sur les viandes grillées ou rôties. Si elle est d'un tempérament très-nerveux, qu'elle tienne le milieu entre les deux manières de se nourrir dont je viens de dire un mot.

La femme doit s'attacher à se nourrir des aliments que son estomac digère le mieux ; elle peut manger de tout, à cette condition, même de la salade, contre laquelle on s'est tant élevé. Si l'on est moins sévère aujourd'hui contre la salade, c'est que l'on sait que c'est à cause des excès que l'on en faisait, à cause surtout de la grande quantité de vinaigre qu'elle contenait, qu'elle devenait nuisible au jeune enfant en rendant acide le lait de la mère. De nos jours, la salade contient beaucoup d'huile, et juste ce qu'il faut de vinaigre pour la légèrement acidifier ; c'est pourquoi on ne la proscrit plus aux femmes grosses ni aux nourrices.

Il va sans dire que la femme enceinte peut, sans inconvénient, continuer pour ses déjeuners le café au lait dont elle fait usage depuis des années, et que certains accoucheurs frappent d'une proscription qui ne peut que porter à faux. Inutile d'ajouter que jamais il ne faudra céder à ces goûts dépravés, à ces ingestions de substances bizarres, ridicules, susceptibles de nuire ; envies puissantes, irrésistibles, dit-on, mais envies auxquelles seuls poussent de vieux préjugés, que toute femme raisonnable saura toujours apprécier à leur juste valeur. Le bon sens doit faire justice de ces vieilleries que la science, de son fouet, chasse bien loin, fait rester, et pour jamais, dans les ténèbres d'où elles étaient sorties.

Les boissons seront le vin, le cidre ou la bière, selon les localités ou l'habitude que l'on en a prise ; mais toujours à la condition de santé dont il a été question plus haut.

L'eau-de-vie, les liqueurs fortes, prises en excès, sont extrêmement nuisibles dans toutes les circonstances de la vie : ce sont de véritables poisons... Qui pourrait donc penser que de tels agents de destruction pussent être tolérés dans la grossesse où l'impressionnabilité est si grande? et quelle femme ne condamnerait-elle pas tout abus qui pourrait être fait de ce côté? Quelques atômes de ces excitants, une innocente satisfaction, mais rien de plus, et dans aucun cas.

Le ventre doit se développer, grossir : l'être qui y croît ne doit aucunement s'y trouver comprimé ; de là l'indispensabilité des vêtements larges et peu serrés.

Les femmes Romaines étaient dans l'habitude de soutenir leurs vêtements à l'aide d'une ceinture qu'elles se plaçaient au dessous des seins. Une loi proscrivit cette ceinture dans l'état de grossesse : d'où le mot enceinte, ou *sans ceinture*.

A Sparte, une loi ordonnait les vêtements larges aux femmes enceintes. Je viens aujourd'hui, avec tant d'autres devanciers, leur reproduire ici le même précepte.

Le corset ne doit pas comprimer les seins, il doit les soutenir ; il ne doit pas davantage exercer sur le ventre une compression qui serait bien plus dangereuse encore que celle qu'exerceraient les vêtements serrés ; il faut donc le proscrire, me direz-vous ? Non, il faut le savoir choisir, le savoir utiliser... Laissez le corset baleiné avec son busc de fer. Adoptez le corset élastique, le corset exprès confectionné pour l'état dans lequel vous vous trouvez. Il y en a qui, loin des inconvénients dont je viens de parler, ont même des avantages; l'industrie, sur ce point comme sur tant d'autres, du reste, a su reculer les limites du passé.

Avec le corset *constricteur*, que de maladies des seins ou des mamelons qui, plus tard, ont forcé à la suspension, à la cessation même de l'allaitement; que d'inflammations, que d'abcès, qui sont devenus une cause de mort pour le nouveau-né... le pus mêlé au lait est un violent poison... La femme enceinte doit vivre dans le calme moral le plus parfait qu'il est possible; les émotions violentes lui sont extrêmement nuisibles; les personnes qui l'entourent doivent lui ménager toute perturbation de ce genre, et, elle-même doit s'efforcer d'en faire autant, elle ne doit se livrer aux plaisirs des sens qu'avec la plus grande réserve,-ce qu'un acte de ce genre a fait naître, un acte pareil peut le détruire; et puis, cet acte retentit toujours d'une manière marquante sur l'organisation entière...

L'exercice est indispensable dans la grossesse, mais l'exercice léger, l'exercice à pied principalement; le saut, la danse, l'équitation, les courses en des voitures dures, peuvent faire beaucoup de mal... Tous les jours, la femme fera des promenades en plein air, l'air par lui-même est indispensable; aussi, je le répète avec le Dr Léger : « Un exercice modéré pendant la grossesse est un des plus sûrs moyens d'écarter une partie des incommodités qui l'accompagnent quelquefois; il fortifie les muscles, accroît la nutrition, éveille, excite la vitalité, et en affermissant la santé de la mère, il favorise le développement du fœtus. » J'ajoute, et prépare la sécrétion d'un bon lait...

Dans l'état de grossesse, la femme a généralement une forte propension au sommeil, il est nécessaire que, plus que dans tout autre temps, elle satisfasse à ce besoin; mais elle doit éviter les lits trop mous, trop chauds, ceux-ci provoquent des transpirations abondantes, qui, fréquemment répétées, ne peuvent que nuire. Il faut aussi que ce sommeil ait lieu dans un appartement vaste, que le lit ne soit pas emprisonné dans une alcôve, ni entouré d'épais rideaux. Trop de femmes, trop de familles ignorent que l'hygiène veut impérieusement un minimum de 6 mètres cubes d'air atmosphérique par heure et par individu... Où en sont donc tous ceux, et ce sont les plus nombreux, qui choisissent pour leur chambre à coucher, la pièce la plus étroite de leur demeure? Les imprudents, — j'allais me servir d'un autre mot, — les imprudents, ils ne songent guère à cet air qui, durant une nuit entière, a passé et repassé des milliers de fois dans leurs poumons et finit par y laisser les germes des plus dangereuses maladies! Dans bien des localités, trois ou quatre lits, devant recevoir toute une famille, occupent une pièce dans laquelle il y a à peine la ration d'air nécessaire pour un individu, et cinq ou six personnes viennent la partager, au grand détriment de leur force et de leur santé.

Beaucoup de gens encore, durant tout un hiver, ont la funeste habitude de fortement chauffer leur chambre à coucher. La femme enceinte a encore plus qu'aucun autre à souffrir de ce prétendu confortable. Une chambre à coucher doit être plutôt fraîche que chaude; en général, le thermomètre centigrade ne doit pas s'y élever au dessus de 12 à 15 degrés, il faudrait une indication particulière pour qu'on allât jusqu'à 18 degrés. La femme enceinte doit éviter les graves inconvénients de la constipation. Les viandes des jeunes animaux, la poirée, les épinards, la laitue, les pruneaux, le miel, le beurre frais, seront mis en usage, et, on le sait, les lavements, si ces premiers moyens sont restés insuffisants. Le café de glands doux sera employé avec de grands avantages; bien des constipations ont disparu par son usage... le pain de son est aussi un excellent moyen dans ces circonstances; plus loin, je donnerai l'explication des succès qu'on lui doit.

Peut-on prendre des bains pendant la grossesse? Oui et non, suivant les habitudes et les indications; un bain de propreté pris chaque mois, par exemple, ne peut avoir aucun inconvénient; seulement, ce serait une erreur de croire que le bain rend l'accouchement plus facile, il n'en est absolument rien... les femmes nerveuses, surtout, se trouvent bien de l'emploi des bains...

J'arrive à la saignée. Dans un grand nombre de localités et pour beaucoup d'accoucheurs, et surtout de sages-femmes, la saignée est indispensable dans la grossesse; elle facilite l'accouchement, s'oppose aux pertes, prévient les accidents puerpéraux, et, dans tous les cas, prétend-on, cela est une grave erreur contre laquelle on ne saurait trop s'élever.

La science enseigne, qu'en général, l'état de gestation amène une notable diminution des globules sanguins d'où, pour une infinité de femmes, une véritable anémie... Qu'on évite donc la saignée à toute femme qui n'éprouve aucun accident, dont le sang est plutôt trop pauvre qu'il n'est trop riche; qu'on la réserve pour la femme d'un tempérament sanguin, dont le pouls est plein, dur, fréquent, qui se plaint d'étourdissements, éprouve des saignements de nez, des insomnies, etc.; qui est dans un état de pléthore auquel il faut absolument remédier; mais qu'ici même, on se garde des fortes saignées.

Les purgatifs ont léur utilité; seulement, il n'y faut recourir qu'après avoir pris les conseils de son médecin.

Je pourrais ajouter ici bien des considérations dont la femme du monde, de même que la femme du peuple, pourrait faire son profit; mais le médecin, là aussi, est le seul juge des mille choses que je pourrais dire à ces dames; je les lui laisse donc, et, du reste, je craindrais de m'écarter par trop de la question dont je dois plus spécialement m'occuper...

Dans quelles circonstances une femme doit-elle allaiter son enfant? dans quels cas doit-elle s'en abstenir? comment pourra-t-on apprécier à l'avance si son lait sera de bonne qualité, et si la sécrétion laiteuse devra durer aussi longtemps que la nature le veut pour un bon allaitement? telles sont les importantes questions qu'il convient d'aborder avant de parler de l'allaitement lui-même.

Quand une femme est d'une bonne constitution, qu'elle n'est entachée d'aucun vice héréditaire, qu'elle est d'une bonne santé habituelle, que ses digestions se font bien, que son organisme répare parfaitement les pertes qu'il peut éprouver; quand l'organe secréteur du lait est convenablement disposé pour l'office que lui demande la nature, une telle femme, à moins d'empêchements absolus, doit elle-même allaiter son enfant, sa santé ne pourra qu'y gagner, et celle de son enfant aussi; cette femme n'aurait-elle point tous les attributs de force dont je viens de parler, qu'elle pourrait encore devenir une excellente nourrice, en se soumettant à une hygiène convenable. On a vu bien des femmes dont l'extérieur délicat semblait contre-indiquer l'allaitement et qui n'en ont pas moins fait de beaux nourrissons, et sans que leur santé en eût souffert le moins du monde, tout au contraire. C'est au médecin, d'ailleurs, qu'il faut laisser à décider la question... C'est toujours chose très-grave que d'abdiquer son titre de mère et de confier son nouveau-né à une femme étrangère...

Mais, une femme d'une mauvaise constitution, d'une extrême maigreur, scorbutique, dartreuse, goîtreuse, d'un lymphatisme exagéré, une femme atteinte ou seulement gravement menacée de phthisie pulmonaire ; une femme faible, dont la consanguinité matrimoniale a déjà fortement altéré l'organisme du petit être qui se développe en elle, — à supposer même que cet organisme ne soit que compromis, — dont le parent-époux est d'une aussi faible constitution que la femme-mère; une femme dont le mari est d'un tempérament très lymphatique comme elle ; une femme adonnée aux liqueurs fortes, à l'alcoolisme ; une telle femme doit absolument s'abstenir d'allaiter son enfant, elle ne pourrait que le perdre, ou, tout au moins, en faire un de ces êtres chétifs, débiles, rachitiques, toujours malades, qui font le désespoir des familles, qui, dans la plupart des cas, deviennent des charges extrêmement lourdes, et qui, constamment, s'ils arrivent à l'âge de se reproduire, portent une atteinte profonde à la descendance et font dégénérer les races...

Je viens de parler de consanguinité matrimoniale; j'ajoute un mot à cette occasion... Les mariages entre cousins-germains et cousins issus de germains n'amènent pas fatalement et dans tous les cas, les nombreux états insolites dont ils sont accusés. On conviendra cependant que quand ils ont lieu entre des parents faibles d'une mauvaise constitution, dans des familles où déjà il y a des affections héréditaires très graves, ces mariages ne peuvent qu'amener les plus fâcheux désordres, ne peuvent qu'éloigner les produits qui en résultent de ce type de perfection physiologique, auquel on désirerait arriver. L'allaitement dans ces cas pourrait-il être conseillé impunément? je ne le pense pas; et j'en suis sûr à l'avance, tout homme prudent sera de mon avis...

Deux individus scrofuleux se marient ensemble; on le sait, rien ne se transmet plus héréditairement que la constitution; bien que le fait puisse souffrir quelques exceptions, il n'en est pas moins probable que l'enfant qui naîtra de ce mariage, héritera de la constitution de son père et de sa mère; tout se réunit ici pour amener ce résultat : les tempéraments sont les mêmes, le nouveau-né n'a donc pu recevoir du sang de l'un d'eux une modification favorable. Eh bien, si un tel enfant est allaité par sa mère, croit-on que sa constitution native ne deviendra pas plus mauvaise encore? — Cet enfant doit être confié à une bonne et saine nourrice; et si la chose est absolument impossible, je dis *absolument impossible,* il sera soumis à l'allaitement artificiel, mais à la condition expresse que cet allaitement sera basé sur les principes que j'indiquerai plus loin.

Dans les cas de syphilis congéniale, la mère, à moins d'impossibilité formelle, doit elle-même allaiter son enfant; elle aussi est entachée du même vice, le traitement qui doit la guérir, donnera à son lait les qualités médicamenteuses nécessaires à la guérison de son enfant.

La femme du monde, la grande dame, d'une bonne santé, réunissant d'ailleurs toutes les conditions indispensables de conformation pour permettre un allaitement facile, doit-elle allaiter son enfant? — Beaucoup se prononceront pour l'affirmative, d'autres et j'en augmenterais le nombre, donneront un avis tout à fait opposé; les premiers diront à cette dame : « le plus sacré des devoirs qui incombent à une femme, c'est d'allaiter elle-même son enfant, quand rien de sa constitution ne s'y oppose. » Laissez vos soirées, vos bals, vos concerts, vos théâtres, Madame; cessez de faire de la nuit le jour, nourrissez, nourrissez votre enfant!!... Dans certaines classes de la société, n'est-ce donc pas demander l'impossible? et, maintenant, si une femme dans de telles conditions sociales s'impose l'obligation d'allaiter son enfant, que deviendra la santé de la mère? Mille voix ont déjà répondu pour moi. Il faut que la nourrice se garde de toute agitation, de toute excitation, de toute perturbation; il lui faut, comme je l'ai déjà dit, un calme parfait; il faut, si je puis ainsi m'exprimer, que ses nerfs, que son cœur, demeurent comme endormis... qu'il serait loin d'en être de même dans le cas particulier qui vient d'être abordé... Au lieu de vous élever contre les jeunes mères qui se trouvent dans de telles conditions sociales, et dont toutes, j'en suis sûr, sont déjà bien malheureuses d'être contraintes de céder à une autre femme le soin d'élever leurs enfants, défendez-leur de tenter une chose qui ne pourrait avoir que les conséquences les plus fâcheuses; engagez-les fortement à faire allaiter leurs enfants sous leurs yeux par une nourrice irréprochable, il leur restera encore la plus belle part de la mission : leur sollicitude de tous les instants; leurs mille et mille petits enseignements, assureront la bonne santé de ce bébé chéri, et feront éclore et fructifier en lui, ces belles qualités, ces vertus particulières inhérentes à la souche d'où il est sorti...

Par le peu qui précède, on le voit, ce serait un bien mauvais conseil que celui qui établirait qu'indistinctement toute femme, quelle qu'elle soit, doit absolument allaiter son enfant... On conçoit de suite tout le mal qui en résulterait pour le présent, pour la descendance et pour les générations futures; aussi ne le fera-t-on point...

Une femme peut être parfaitement constituée, réunir toutes les conditions désirables pour devenir une bonne nourrice ; mais avant d'entreprendre une pareille tâche, il est indispensable qu'elle sache si l'organe dans lequel le jeune enfant va puiser l'aliment de sa nouvelle existence offre tout ce qui lui est absolument indispensable à son tour.

Ce serait donc une grande erreur que de penser que ce sont les femmes les plus grasses qui constituent les meilleures nourrices, ce ne sont pas toujours les plus gros seins qui donnent le plus de lait, la graisse n'a pas de pouvoir sécréteur. Il faut que la mamelle soit ferme, qu'elle présente des vaisseaux galactophores, nombreux et volumineux, et qu'à la palpation la main ait la sensation des lobules résistants, suffisamment développés, ce qui donne la preuve que la glande mammaire est d'un bon volume, qu'elle assure une source féconde, intarissable, où le petit être pourra abondamment et bien longtemps puiser.

Sans attacher autrement d'importance à l'aspect extérieur de la mamelle, je préférerais la forme conique, pyriforme, à la forme arrondie, hémisphérique, mais une condition indispensable, c'est que cette mamelle soit pourvue d'un mamelon assez long, et présentant des follicules prononcés qui en assurent la facile érection ; cette circonstance est de l'importance la plus absolue pour un bon allaitement. Quand le mamelon est trop court, le nouveau-né ne peut pas le saisir avec les lèvres, il le tiraille avec les gencives, le froisse, l'irrite, y fait naître des gerçures, des crevasses, des abcès, etc., il s'épuise lui-même en vains efforts il dépérit à cause de ces efforts et de l'insuffisance du lait; sa bouche devient malade, elle est sèche, brûlante, excoriée; bientôt elle se couvre d'aphthes, les voies digestives se prennent à leur tour, et le nouveau-né court les plus grands dangers...

On peut établir en principe que, quand une femme n'a pas de mamelons, elle doit renoncer au désir d'élever elle-même son enfant...

On a, il est vrai, conseillé le mamelon artificiel et divers autres petits appareils pour remédier au défaut de longueur du mamelon : Capuchon en plomb, en cire, en gomme élastique, etc., le tire-mamelon en caoutchouc et l'appareil de M. Mathieu, etc... mais, que de fois, après mille et mille tâtonnements plus ou moins douloureux, ne fut-on pas forcé de renoncer à l'allaitement et de se procurer une nourrice ; heureux quand on a pu le faire à temps... Le plus sage est de ne point entreprendre une chose que, dans la majorité des cas, il ne sera pas possible de conduire à bien.

Dans les circonstances qui paraissent les plus favorables sous le rapport de la forme et des bonnes dispositions de l'organe, il y a encore un grand nombre de personnes chez lesquelles la sensibilité, l'irritabilité du mamelon reste excessive, ce qui aussi devient un grand obstacle à la facilité de l'allaitement. On a voulu soustraire ces personnes à ce grave inconvénient en leur conseillant, dans le dernier mois de la grossesse, de faire deux fois le jour des lotions astringentes sur le mamelon et de le tirailler légèrement chaque fois en différents sens, mais le tannin, la ratanhia, etc., déterminent un retrait exagéré de l'organe, qui ne s'allonge plus sans se fendiller, circonstance bien fâcheuse, chacun le comprend. Je me suis toujours bien trouvé du rhum pour ces petites lotions, que constamment je fais suivre des légères tractions dont je viens de parler, je conseille beaucoup ce petit moyen; il peut avoir les plus grands avantages, et sans présenter jamais le plus petit inconvénient...

J'arrive à un point d'une bien grande importance : la femme, par sa constitution, la bonne conformation de l'organe mammaire, sa santé, ses habitudes, etc., réunit tout ce qu'il faut pour allaiter son enfant, mais l'essentiel ne lui sera-t-il pas défendu? aura-t-elle du lait, et ce lait ne lui manquera-t-il pas au milieu de sa tâche?... On dit dans le monde : cette femme a de beaux seins, des cheveux noirs, une peau brune, etc., ce sera une bonne nourrice, l'inverse pourtant, bien des fois peut avoir lieu.

Quand déjà la femme a allaité, la recherche dont je vais m'occuper n'a pas de raison d'être : le passé peut servir d'enseignement pour le présent. Ce dont il va être question s'appliquera uniquement aux femmes enceintes pour la première fois...

On le sait, dans le courant de la grossesse,

les seins sécrètent un liquide jaunâtre, le colostrum, qui tache le linge de la femme, et que l'on peut extraire de la mamelle à l'aide d'une légère et prudente pression, eh bien ! c'est ce liquide qui va devenir le critérium de la quantité et de la qualité du lait à intervenir ; et c'est généralement vers le huitième mois de la gestation qu'il faut interroger la nature sur ce point.

Si le colostrum est abondant, s'il présente beaucoup de matière jaune, épaisse, visqueuse, et qu'il ne renferme que peu de sérosité, on peut augurer que la femme sera une bonne nourrice ; on peut en acquérir la certitude en étudiant ce premier lait au microscope. On y constate en effet une grande quantité de globules laiteux, déjà bien formés, d'une bonne grosseur et sans mélange de globules muqueux. Je reviendrai plus loin sur ces globules laiteux. Si ce colostrum consiste en une goutte seulement, que l'on a même souvent beaucoup de peine à obtenir, si les stries jaunes sont peu prononcées, si l'examen microscopique donne à peine quelques globules laiteux, mal formés, et un très-petit nombre de corps granuleux, irréguliers, la femme sera impropre à l'allaitement; à peine si elle pourra donner à téter pendant les premiers mois.

Si le colostrum est assez abondant, mais, si en même temps, il est aqueux, qu'il ne renferme que peu de cette matière jaune, épaisse, qui indique la richesse et l'abondance du lait futur; si, à son tour, le microscope ne permet la constatation que d'un petit nombre de globules laiteux, et qu'une petite quantité de ces corps granuleux, irréguliers et souvent accolés en petites masses, qui constituent le colostrum, on peut avoir de fortes présomptions que la femme ne sera qu'une bien médiocre nourrice. Son lait pourra se montrer assez abondant, mais, à coup sûr, il sera pauvre, peu substantiel, et aura les plus fâcheuses conséquences sur la santé du jeune enfant.

Connaissant les données ci-dessus, la femme, par l'inspection du linge qui recouvre sa poitrine, pourra, déjà jusqu'à un certain point, apprécier par elle-même quelle devra être la quantité et la qualité de son lait... Si, au centre, la tache est d'un jaune très-prononcé et d'une certaine étendue, et qu'au pourtour le tissu soit comme empesé avec de l'amidon ou du blanc d'œuf, le fait est d'un bon augure. Mais au médecin cependant à prononcer en dernier ressort. Il ne faut pas entreprendre l'allaitement d'un nouveau-né sans qu'à moins d'accidents imprévus, on ne soit sûr à l'avance que tout se réunit pour en assurer le succès... j'arrive à l'allaitement maternel.

CHAPITRE DEUXIÈME

ALLAITEMENT MATERNEL.

Premiers soins au nouveau-né. — Dangers du vin sucré, etc. — Avantages qu'il y a d'offrir le sein quelques heures après l'accouchement ; position à prendre. — Colostrum, son utilité. — Indispensabilité de la prompte expulsion du méconium. — Ne point attendre la fièvre de lait pour commencer l'allaitement. — Inconvénients de donner trop tôt des aliments à la nouvelle accouchée ; inconvénients d'une diète trop longtemps prolongée ; conduite à tenir. — Précautions à prendre après chaque tétée. — Faut-il donner le sein à l'enfant toutes les fois qu'il crie ? Inconvénients qu'il y a de donner à téter trop souvent. — Régularité de l'allaitement. — Quel intervalle faut-il mettre entre chaque prise de sein ? — Indispensabilité du sommeil pour la mère et pour l'enfant ; comment y arriver. — Les cris d'un nouveau-né sont souvent utiles au développement de ses organes. — Cris de caprices auxquels il importe de ne pas céder. — L'éducation doit commencer au berceau. — Cris physiologiques ; cris respiratoires ; cris de douleurs. — Le lait, sa composition ; c'est un aliment complet. — Comment on apprécie la qualité du lait. — Lait normal ; lait morbide. — Le lait de femme donne trois degrés au crémomètre. — Quelle est la quantité de lait qu'une femme peut fournir par jour à son enfant ? — Comment on peut s'assurer de cette quantité. — De combien en poids un enfant augmente-t-il par mois ? — Ce qu'il faut faire dans les cas d'insuffisance du lait. — Le lait doit être *alcalin* ; ce qu'il faut faire quand il devient *acide*. — Dangers d'un lait acide. — Réapparition du colostrum dans le lait ; inconvénients. — Le pus dans le lait, c'est un poison. — Expériences chimiques et microscopiques. — Emotions vives ; colère ; altération du lait ; dangers ; moyen de s'y opposer. — Régime de la femme qui nourrit. — Réapparition des règles. — Ce qu'il faut faire quand cet écoulement revient trop tôt. — Allaitement mixte ; les crevasses ; leurs inconvénients ; leur signification ; les moyens d'y remédier.

L'heure si impatiemment attendue vient enfin de sonner : la famille possède un membre de plus. On s'empresse autour du nouveau-né, on le nettoie, on le couvre du genre de vêtement approprié à cette époque de la vie, et chacun se demande ce qu'il est nécessaire de lui donner avant de le placer, soit à côté de sa mère, soit dans son berceau ?... Les uns veulent qu'on lui donne du sirop de laitue, du sirop de chicorée ou de fleur de pêcher, les autres de l'eau rougie, etc.; l'accoucheur, lui, veut que ce soit un peu d'eau sucrée additionnée de quelques gouttes d'eau distillée de fleurs d'orangers; c'est, en effet, cette eau sucrée qui doit avoir la préférence. Les sirops purgatifs ne peuvent faire que beaucoup de mal; il en est de même du vin; et pourquoi donc tout cela? Le nouveau-né n'est pas malade; à son arrivée au seuil de la vie, ne le faites donc point passer par la porte d'une pharmacie...

Après les quelques petites cuillerées à thé d'eau sucrée à l'aide desquelles vous venez de préparer l'exercice de la déglutition, et de débarrasser la gorge des mucosités dont elle peut être plus ou moins remplie, il faut placer le nouveau-né dans son berceau, je dis dans son berceau et non dans le lit de sa mère, ce que l'on fait le plus généralement; la chaleur de celle-ci est très favorable à l'enfant, c'est vrai, mais il y a dans ce même lit tant de choses dont les émanations lui seraient nuisibles : bientôt ce nouveau-né s'endort, et sa mère en fait autant...

A peine depuis quatre ou cinq heures l'accouchée oubliait-elle dans les douceurs du sommeil les fatigues qu'elle doit au suprême bonheur d'être mère, que des vagissements réitérés, dont son cœur reconnaît à l'instant même toute la signification, viennent frapper son oreille. C'est l'ange adoré qui dormait près d'elle et qui, en s'éveillant, lui crie de toutes ses forces : « mère, j'ai faim ! j'ai faim ! » Prendre l'enfant dans ses bras, le mettre à son sein, cela est plus vite fait que je ne saurais le décrire, mais quelle est la meilleure position à prendre ? — La position assise est fatigante, surtout dans les premiers jours ; les seins remplis de lait sont lourds, leur poids détermine des douleurs dans le dos et le bas-ventre ; on doit donc dans ce début de l'allaitement préférer la position un peu couchée sur le côté ; l'enfant doit être présenté parallèlement à son corps, entre les bras et la poitrine, et la tête soutenue par le bras de sa mère ; la bouche de cet enfant saisit le mamelon et la succion a lieu. Mais, si cette position a ses avantages, elle a aussi ses inconvénients, bien des femmes ne pouvant résister au sommeil s'endorment. L'enfant conserve le mamelon dans la bouche, tette presque sans relâche, et puis, la chose s'est vue trop de fois, des nouveau-nés ont été étouffés par leur mère!... L'accouchée adoptera la position inclinée pendant les premiers jours et la position assise durant le reste de l'allaitement.

Pendant que l'enfant tette dans cette dernière position, sa mère le soutient d'une main par le dos, et de l'autre, elle fait en sorte de lui maintenir le mamelon dans la bouche; elle presse de la pomme de la main sur le sein lui-même, pour faciliter la sortie du lait, et à l'aide des doigts indicateur et médius, elle saisit la base du mamelon, sur laquelle elle appuie quelque peu et de manière que les narines de l'enfant restent parfaitement libres, sans quoi il se trouverait suffoqué et quitterait le sein.

On s'étonnera peut-être de m'entendre donner le conseil de présenter le sein au nouveau-né quatre ou cinq heures après l'accouchement, quand, comme le disent les gens, ce n'est que le troisième jour que la femme a du lait... On ne l'a point oublié, dans le cours de la gestation, la glande mammaire sécrète le premier lait que doit absorber le jeune enfant, ce colostrum dont déjà il a été question.

Pendant la vie utérine, une matière noire, poisseuse, s'est accumulée dans les organes digestifs du fœtus; cette matière, qui a reçu le nom de méconium, doit, de toute nécessité, être expulsée dans les premiers jours de la naissance, et le colostrum que renferment les seins jouit de la propriété légèrement purgative indispensable à la facile expulsion de cette matière dont le séjour pourrait faire beaucoup de mal.

C'est pendant les trois premiers jours que les mamelles fournissent le plus de colostrum. Après la fièvre de lait, et lorsque déjà l'enfant a tété un certain nombre de fois, le lait change d'aspect; au lieu d'être jaunâtre, huileux, il devient blanc et plus ou moins opaque, c'est du véritable lait. Cependant, si le septième ou le huitième jour, alors que l'œil non armé ne voit plus que du lait ordinaire, on soumet de nouveau celui-ci à l'examen microscopique, on y constate encore des granules de colostrum. Ce n'est même guère qu'à la fin du premier mois que le lait en est complètement exempt; et, il faut des circonstances particulières pour que ces corps granuleux y reparaissent, ainsi que plus tard j'aurai l'occasion de l'établir plus particulièrement...

Si l'on attendait la montée complète du lait pour commencer l'allaitement, on s'exposerait à bien des déceptions, même à des accidents. Plus la mamelle serait pleine, plus sa distension diminuerait la longueur du mamelon et l'issue facile du lait. Des inflammations mammaires, des abcès même, et par suite, l'impossibilité de l'allaitement n'ont pas reconnu d'autre cause que cette attente de la montée du lait pour donner le sein au jeune enfant.

Que n'arrive-t-il pas encore, quand, pendant les trois premiers jours qui suivent la délivrance, on gorge la jeune accouchée de cet indispensable café au lait, de ce bon bouillon, de ce vin sucré qu'on lui croit si nécessaires? La fièvre s'allume, les seins se gonflent outre mesure, les mamelons s'effacent complètement : de là tous les accidents qu'on peut aisément imaginer... Il faut donc, de toute nécessité, se soumettre au conseil qui vient d'être donné.

La nature, du reste, ne l'établit-elle pas ellemême en précepte aux yeux de tous?... Voyons tous les mammifères, les petits attendent-ils donc trois jours avant de se suspendre aux mamelles de leurs mères? Non, ils s'y portent en rampant tout aussitôt qu'ils viennent d'être déposés aux portes de la nouvelle vie qui s'ouvre devant eux...

Si l'accouchée doit modifier son régime pendant les premiers jours qui suivent la parturition, qu'on ne la soumette cependant point à une diète longue et sévère, qui ne pourrait manquer de lui être nuisible, à cause surtout des résorptions spéciales auxquelles l'expose sa position... Dans les 24 heures qui suivent l'accouchement, il est nécessaire qu'elle prenne deux potages et quelques petites tasses de bouillon. Après 48 heures, elle ne prendra plus qu'un seul bouillon, et si l'on a des raisons de croire à une copieuse montée de lait et à la fièvre qui peut l'accompagner, à dater de ce moment, on la laissera, même à une diète complète, jusqu'à ce que la montée du lait soit opérée ou que le mouvement fébrile soit tombé... Si la fièvre n'a pas lieu, on pourra se relâcher de sa sévérité et donner un ou deux petits potages dans la journée... L'accouchée se rétablit d'autant plus vite que force n'a pas été de la soumettre à une abstinence trop prolongée.

Mais l'enfant vient de prendre le sein ; il faut, à dater de cette première fois, — et en continuant de même pour les autres, — laver soigneusement le mamelon avec une éponge fine, imbibée d'eau douce, et l'essuyer avec un morceau de toile fine ou mieux de batiste. Cette petite précaution peut éviter des gerçures, des crevasses, et par suite des inflammations et des abcès du sein...

A quelle époque maintenant faudra-t-il remettre l'enfant au sein ? — Quand, par de nouveaux cris, il le redemandera, me dira-t-on? — Mais s'il crie quelques instants après avoir tété? — Il faut recommencer, c'est parce qu'il a encore faim qu'il crie. — Un mot d'explication cependant...

Si l'on se reporte à ce qui se passe à peu près partout relativement à l'allaitement des jeunes enfants, on le sait, les mères présentent le sein à ces enfants toutes les fois que ceux-ci s'impatientent, qu'ils s'agitent, qu'ils crient...

3

Une pareille manière de faire offre les plus grands inconvénients. Il faut laisser à la mamelle le temps nécessaire pour opérer la sécrétion d'une nouvelle quantité de lait; il faut laisser à l'estomac de l'enfant le temps voulu pour la digestion de celui qu'il vient d'ingérer. Tout le monde doit comprendre que le nouveau lait qu'on ajoute presque coup sur coup au lait que l'estomac a reçu il n'y a qu'un instant, ne peut que déterminer des indigestions permanentes, d'où peuvent naître les conséquences les plus fâcheuses; conséquences qui seraient constamment plus graves encore si la nature, par des vomissements fréquents, ne se débarrassait d'un trop plein qui l'étouffe... Assurément elle ne pourrait que succomber à la peine... Mais les enfants que la nature n'a pas doués de cette facilité du vomissement, ils souffrent, ils étouffent, et à la longue leurs organes digestifs éprouvent de ces troubles fonctionnels qui deviennent la source des plus terribles accidents... Cependant l'enfant crie toujours, me dira-t-on. Il crie, parce qu'il est mouillé, parce qu'il veut changer de place; il crie pour qu'on s'occupe de lui; il crie parce qu'il souffre, et le plus souvent, parce qu'il a trop pris... Dites-le moi donc, si après un repas, nous nous remettions immédiatement à table, et qu'après ce deuxième repas nous fussions pris d'indigestion, de coliques atroces qui nous arrachassent des cris déchirants, qui donc oserait nous dire : vous souffrez, c'est parce que vous avez faim ; vite, une bonne soupe, une bonne tranche de gigot et quelques verres de bon vin, et vous serez guéri ? Personne, assurément, ne se permettrait l'absurdité d'un pareil langage ; pourquoi donc n'agissons-nous pas de même à l'égard du pauvre petit enfant ?... Ses organes bien plus impressionnables, bien plus faibles que les nôtres, sont encore, croyons-le bien, beaucoup moins aptes à supporter de pareilles surcharges. Aussi, si l'on constate que la mortalité générale de la première année de l'existence s'élève à 160 décès sur 1,000 naissances, à 230 et même à 240 et plus dans plusieurs de nos départements, je reste persuadé que la mauvaise manière d'allaiter entre pour une énorme part dans cette déplorable mortalité.

Une sage pondération et la régularité dans l'allaitement, voilà la base sur laquelle constamment celui-ci doit être assis.

L'expérience enseigne que, durant le premier mois, le nouveau-né doit, en général, téter toutes les deux heures pendant le jour; qu'on doit, autant que possible, lui donner une dernière fois le sein sur les 10 heures du soir, et ne le lui représenter que sur les 5 heures du matin... Il est dans les volontés de la nature que le sommeil répare les pertes incessantes qui résultent de l'usure de la vie. Pour la femme qui allaite, cette volonté est peut-être plus impérieusement nécessaire encore : elle a besoin de vivre pour deux ; et, croyons-le bien, le petit être qu'elle nourrit doit dormir aussi. De 10 heures du soir à 5 heures du matin, elle aura 7 heures de repos, n'en dormirait-elle que 6, que son organisme n'aurait point à souffrir. L'enfant se fera vite à cette manière de faire. Je le redis avec un de mes anciens professeurs, avec l'illustre Capuron : « l'enfant au berceau est comme une cire molle qu'on façonne comme on veut. »

Après les 8 ou 10 premiers jours de la naissance, il y a des enfants qui ne s'accommoderont pas facilement de cette manière de faire : il n'y a pas de règle sans exception ; à ces enfants, on donnera durant la nuit une ou plusieurs fois le sein, mais tout aussitôt qu'on le pourra, on suivra le conseil qui vient d'être tracé.

Habituez de bonne heure le nouveau-né à faire de longs petits repas ; laissez-lui entièrement vider les seins de sa mère, ses besoins seront moins fréquents, et, tous les deux, s'en trouveront au mieux... Cet enfant s'éveille-t-il encore pendant la nuit, s'il tarde trop à se rendormir et que l'on croie pouvoir attribuer à un léger besoin ce défaut de sommeil, quelques petites cuillerées d'eau pure, ou bien d'une faible décoction de graine de lin, ou de racine de guimauve, *sans sucre*, feront taire ce besoin. L'eau de graine de lin ou de guimauve, non sucrée, est un excellent moyen, un moyen sans le moindre attrait comme sans le moindre inconvénient. Après quelques nuits, l'enfant ne se réveille plus, ou, s'il se réveille, il se rendort presque aussitôt : la bonne habitude est prise, il ne s'agit plus que de la conserver.

Si cependant les cris du nouveau-né tenaient à un besoin plus impérieux, il faudrait, tout en laissant reposer sa mère, lui donner une ou deux fois une petite quantité d'un lait étranger dont la composition se rapprochât le plus qu'il est possible du lait de cette dernière. J'indiquerai plus loin comment on parvient à se procurer un pareil lait.

Je le disais, il n'y a qu'un instant, les cris d'un nouveau-né ne sont pas constamment des cris de souffrance, pas plus que les mouvements de ses bras et de ses jambes n'indiquent qu'il ressent dans ces parties quelques vives douleurs. Les mouvements développent les muscles, impriment aux membres de nouvelles forces. A leur tour, les cris sont bien souvent des mouvements gymnastiques que la nature imprime *à ce soufflet de la vie,* à la poitrine, qui doit largement loger des organes sans la force, sans l'intégrité desquels tout rentrerait dans le néant... Un premier souffle dilate cette cage osseuse, c'est la vie; un dernier la laisse immobile, glacée, c'est la mort... tout est donc là... Laissez votre nouveau-né crier; il a besoin de ses cris... Si c'est par caprice qu'il vous assourdit; laissez-le crier encore, gardez-vous de seconder ses caprices. Alors tout serait perdu, vous resteriez l'humble servante de votre fils, toujours il faudrait lui céder, vous auriez abdiqué tous vos droits et vous lui prépareriez un avenir d'enfer, dans lequel vous seriez la première à beaucoup souffrir, et pour son plus grand mal à lui-même. Bien souvent les défauts les plus grands naissent de la faiblesse des mères. L'éducation doit commencer au berceau, et la base de cette éducation, c'est d'abord la volonté ferme, et plus tard, le principe d'autorité... MON ENFANT, IL LE FAUT ; MON ENFANT, CELA N'EST PAS POSSIBLE... Il y a tout un avenir dans ces deux mots ; que les mères ne l'oublient jamais...!

Les cris physiologiques, les cris respiratoires et les cris de douleurs seront bien vite appréciés par la mère attentive. Un enfant qui souffre pousse des cris violents, refuse le sein, se pelotonne sur son ventre, s'introduit les doigts dans la bouche ; rien ne peut l'apaiser. Le cri du caprice, de l'impatience n'a pas de caractères semblables. Prenez l'enfant, enlevez-le de son berceau ; il se tait, il vous sourit même... Une autre fois ne faiblissez plus, ne le prenez que quand il cesse de crier. Vous ne savez pas ce que vaudra pour le bonheur de votre enfant la non omission de ce petit conseil. Je vous le répète, bien de grandes choses sont là... J'arrive à vous entretenir un instant du lait et de quelques précautions indispensables pendant l'allaitement...

On se le rappelle, pendant les trois ou quatre premiers jours qui suivent l'accouchement le lait n'est qu'un liquide séreux, jaunâtre, non émulsionné : c'est *du gros lait* comme vulgairement on le dit, c'est du colostrum. Mais bientôt ce lait devient, à la fin de la tétée surtout, une émulsion parfaite, d'un beau blanc, dans laquelle au bout de huit jours on retrouve à peine quelques globules de cette matière purgative dont la nature alors n'a plus besoin. Mais quelle est donc la composition du lait, du lait de la femme bien entendu? Je m'occuperai en leur endroit des diverses autres sortes de lait...

Le lait, c'est un aliment complet ; c'est l'aliment indispensable du premier âge ; il contient de l'eau, du sucre, du beurre, du caséum et différentes substances salines.

La nature a combiné d'une manière telle les divers éléments du lait que ceux-ci n'ont plus qu'à subir l'élaboration voulue. Mais quand il y a quelque écart, quand, par exemple, le beurre ou le caséum s'y trouvent en excès, ce qui a lieu chez certaines femmes, l'enfant en souffre beaucoup; ses digestions se font mal, il dépérit, et, le plus ordinairement, il devient malade; ce qui explique pourquoi le lait de telles femmes se trouve incompatible avec la bonne santé du nouveau-né... Il ne faut dans le lait ni trop de beurre, ni trop de caséum...

Le jeune enfant a besoin d'une grande production de chaleur; le sucre et le beurre, principes respiratoires par excellence, lui fournissent cette calorification; il doit croître avec rapidité; le caséum ou fromage, principe azoté, plastique, d'une grande puissance, lui en fournit surtout le moyen; les sels de potasse qu'il renferme servent au développement des muscles, ceux de soude à la normalité du sang; et un autre sel qui entre pour une partie large part dans sa composition: le phosphate de chaux, sert à la formation et au durcissement des os... Est-il un aliment qui puisse mieux répondre à des besoins si multipliés et si grands?

Le lait est riche ou pauvre, rare ou abondant... Le meilleur lait est celui qui, sans pécher par aucune de ces quatre dispositions, tient entre elles de justes limites...

Si l'on place sur l'ongle ou sur une cuillère une goutte de lait, celle-ci, quand le lait est riche, reste adhérente à l'objet comme le ferait une goutte d'huile ; au contraire, quand le lait est pauvre, elle coule avec une grande facilité.

Si l'on interroge le microscope, on aperçoit nageant dans un liquide limpide, une multitude de grains ronds, transparents, semblables à de petites perles. Ces petites perles, ce sont les globules du lait ; et, quand ce dernier est pur, on n'y rencontre rien autre chose que ces globules, circonstance d'une grande importance à noter, puisque le lait morbide se traduira de suite par la présence de quelques corps qui ne seront plus de ces petites perles, et dont bientôt il sera plus particulièrement question.

Il est à peine nécessaire d'ajouter que le lait sera d'autant plus riche qu'il contiendra une plus grande quantité de ces globules, que ceux-ci seront réguliers, bien formés, d'une bonne grosseur ; et qu'il sera d'autant plus pauvre qu'il en présentera moins, qu'ils seront plus petits, qu'ils s'offriront à l'œil sous l'aspect d'une espèce de poussière, parfois d'une extrême finesse...

On admet généralement que plus le lait contient de ces globules, plus il est substantiel... Le caséum et le sucre de lait s'y montrent eux-mêmes selon les proportions de crème qu'il produit. Des savants, parmi lesquels M. Poggiale, prétendent que la richesse du lait se juge plus exactement encore par la quantité de sucre qu'il renferme. D'autres, MM. Vernois et Becquerel n'admettent pas qu'un des éléments de lait puisse seul fournir des données certaines sur sa richesse et sa bonté ; ces Messieurs disent que chacun des éléments du lait semble avoir une existence à part, et qui exclut toute solidarité entre eux; l'analyse chimique complète du lait, peut, suivant ces derniers, en faire connaître au juste la composition... Cette analyse étant chose très-difficile et bien moins à la portée de chacun que l'étude microscopique conseillée par le Dr Donné, et l'enseignement que je vais produire, et qui, lui aussi, a trait à la quantité de crème pour s'assurer de la richesse du lait dont on veut approximer la composition, je m'arrête à ces deux moyens.

Pour cette dernière recherche, on abandonne dans un lieu frais, dans un crémomètre, et pendant 24 heures, une quantité convenable de lait. Si celui-ci est de bonne qualité, il doit donner trois degrés de crème, il est rare qu'il en donne davantage, il est plus ordinaire qu'il en donne un peu moins. Donc le bon lait de femme présente en général **TROIS DEGRÉS DE CRÈME** : ce fait n'est point à oublier ; il sera d'un grand secours pour mieux établir les règles de l'allaitement artificiel.

Il est un moyen bien simple de s'assurer des qualités du lait. On met une certaine quantité de lait dans une fiole de verre ou dans un petit verre à liqueur, et on le laisse au repos. Il y a des laits qui ne contiennent que du sérum ; il faut les rejeter, ces laits étant très-dangereux pour les jeunes enfants, sur lesquels ils agissent comme d'incessants purgatifs... Les trois éléments visibles du lait : crème, caséum et sérum, doivent y exister chacun dans de bonnes proportions, avec prédominance du caséum cependant...

On le sait, les glandes salivaires du jeune enfant restent à peu près à l'état rudimentaire pendant les deux premiers mois, au moins ; elles ne fournissent qu'un liquide insignifiant au lieu de cette sécrétion alcaline qui, plus tard, agira d'une manière si précieuse dans le premier acte de la digestion des aliments, aussi, et inclinons-nous devant cette admirable prévoyance de la nature, le lait de la femme est-il constamment *alcalin*; nouveau fait d'une extrême importance à noter...

Maintenant peut-on apprécier la quantité de lait que la mère fournit à son enfant?...

D'après feu Natalis Guillot, savant de la plus absolue compétence, un enfant doit puiser chaque fois dans les seins de sa mère de 80 à 150 grammes, et même 200 grammes de lait. Dans les premiers jours, il lui en faut moins, sans doute, mais, si après la première semaine, il n'en prend pas 80 grammes, l'allaitement est insuffisant : la femme n'a pas assez de lait. On peut établir que dans les vingt-quatre heures, il faut à l'enfant 750 grammes et même 1,000 grammes de lait. — Toutes les femmes cependant ne fournissent pas cette quantité. — D'abord quand l'enfant a tété et bien tété, on peut s'assurer que la source n'est point totalement tarie, qu'il reste encore du lait dans les seins. Mais, il est des femmes, et ce ne sont pas les moins bonnes nourrices, chez lesquelles la sécrétion du lait ne se fait principalement qu'au moment des succions opérées par l'enfant. Heureusement, un moyen sûr, d'une grande facilité d'application, et à la portée de tout le monde, vient vite lever tous les doutes que l'on pourrait avoir de ce côté : ce moyen, c'est la balance... on pèse l'enfant tout emmailloté avant de lui présenter le sein, on le pèse après qu'il a tété, et l'on sait au juste à quoi s'en tenir sur la quantité de lait qu'il a pris... La balance rend encore un autre genre de service : on sait, qu'en général, un jeune enfant augmente de 500 grammes par mois, pendant les huit ou dix premiers mois de son existence (Donné) ; cette pesée peut donc servir à l'appréciation de la manière dont la nutrition et l'accroissement ont lieu... Un fait que je crois devoir placer ici, et sur lequel cependant il me faudra revenir plus loin, c'est que pendant les trois ou quatre premiers mois de l'allaitement les parties solides du lait (surtout le caséum et le beurre), augmentent peu à peu en quantité; que pendant les mois suivants, les proportions restent sensiblement les mêmes, mais, qu'à partir du dixième mois, environ, par fois d'un peu plus tard, les matériaux solides commencent à diminuer, et vont en diminuant de plus en plus (Béclard); il est facile de voir quels enseignements on peut tirer de ce fait...

Si, par les pesées dont il vient d'être question, on reconnaît que le jeune enfant n'a qu'une nourriture insuffisante, et que, pour une raison ou pour une autre, on ne veuille pas lui donner une autre nourrice, il faut par un lait artificiel bien préparé, ajouter au lait de la femme une dose convenable de ce lait étranger. Je suppose, par exemple, que l'enfant ne trouve chaque fois qu'il tette que 130 grammes de lait quand il lui en faut 250 grammes, c'est donc 120 grammes que doit lui offrir son biberon ; de même pour les autres proportions. J'arrive à certaines altérations du lait...

Le lait doit être alcalin, ainsi que la chose est établie plus haut, mais il peut devenir acide, ce qu'il sera toujours facile de constater au moyen du papier de tournesol, qui virera plus ou moins au rouge suivant l'intensité de cette acidité...

Le lait acide présente de graves inconvénients ; il détermine des troubles digestifs, est mal digéré, est vomi en plus ou moins grande quantité. On se le rappelle, dans les deux premiers mois, il n'y a pas de salive dont l'alcalinité puisse venir atténuer l'acidité du lait. Dans les premiers temps de la vie, la bile est peu alcaline à son tour, et ne peut corriger l'acidification du lait. Il faut de toute nécessité, venir en aide à la nature, remettre le lait à l'état alcalin que des circonstances plus ou moins bien connues lui ont enlevé. Il faut, défendre à la mère l'usage des acides et ajouter à sa boisson, ou bien de l'eau de Vichy, ou bien de deux à quatre grammes de bicorbonate de soude par pinte de cette boisson. Bientôt le lait cesse d'être acide, il devient alcalin, il n'est plus vomi, les coliques, les diarrhées disparaissent et la santé de l'enfant se rétablit à vue d'œil.

Quand je dis qu'il faut défendre à la mère l'usage des acides, trop forts et en trop grande quantité, il est d'observation que les fraises, le raisin, rendent les urines fortement alcalines ; il est d'observation également que les acides organiques et autres contenus dans la plupart des fruits, et notamment des fruits rouges, se brûlent dans l'économie, en laissant pour résidu des carbonates alcalins. L'urine vient du sang, le lait aussi. L'usage des fruits bien mûrs, n'est donc pas contraire à la nourrice, l'excès seul peut devenir nuisible. Du reste, le papier de tournesol est là qui toujours lui fera connaître si son lait est dans l'état que la nature le veut...

A l'occasion d'un état fébrile, d'un dérangement quelconque dans la santé de la femme, du retour de ses règles, des crevasses, d'un état d'irritation prononcé des mamelles, etc., le colostrum qui avait tout à fait disparu de son lait, peut y reparaître, comme le fait a été annoncé. Sa présence sera reconnue par le microscope, qui fera revivre sous l'œil de l'observateur ces corps granuleux, irréguliers, souvent accolés entre eux, qu'il connaît déjà ; il constatera en même temps une plus grande quantité de globules laiteux, et nécessairement un accroissement dans les proportions du beurre, il s'explique dès lors ces dérangements intestinaux, ces diarrhées, cette langueur, ce dépérissement que depuis un certain temps présente le jeune enfant...

Des abcès survenus dans la glande mammaire, ou bien placés dans l'épaisseur du tissu cellulaire, se sont-ils ouverts dans les canaux propres du lait? Parfois les stries jaunâtres ou verdâtres qui s'écoulent au dehors par le mamelon, et qui contrastent d'une manière remarquable avec le lait, indiquent la présence du pus, et, en même temps, les dangers de l'ingestion, par l'enfant, de ce redoutable poison! Mais la présence de ce pus peut rester méconnue pendant un certain temps, le microscope le recélera de suite : au milieu des petites sphères transparentes à leur centre, parfaitement nettes dans leurs contours qui constituent les globules du lait, on constatera l'existence de granules légèrement *opaques* et *frangées*.

Maintenant, si, pour plus entière certitude encore, on interroge la chimie, celle-ci enseigne que les globules du lait sont solubles dans l'éther et l'alcool comme les autres matières grasses, mais que les globules de pus restent insolubles dans ces deux produits. Elle enseigne en même temps que le pus est soluble dans l'ammoniaque, qui reste sans action sur les globules du lait.

En outre, les globules du pus, comme toute les matières azotées, se colorent en jaune par l'eau iodée; tandis que les globules du lait conservent la couleur qui leur est propre.

Est-il nécessaire d'ajouter que l'on doit bien se garder de laisser le jeune enfant puiser la maladie, la mort peut-être, à la source qui, jusque là, lui avait donné la santé, la force, et qu'il lui faut absolument quitter pour un temps plus ou moins long, si ce n'est pour toujours...

On a vu des émotions vives, la colère surtout, amener instantanément de graves altérations du lait, altérations qui, bien des fois, ont provoqué des convulsions et même des convultions mortelles, chez des enfants d'une excellente santé jusque là; on a vu des accidents semblables survenir en donnant à l'enfant un sein tout ruisselant de sueur... Dans les uns comme dans les autres cas, il faudra attendre quelque temps pour la tétée. Il serait même d'une extrême prudence d'extraire tout le lait que pourraient contenir les seins, au moment de ces graves émotions et de ces grandes sueurs. Ce serait le moyen le plus assuré de ne point compromettre la santé du pauvre petit être qui va s'abreuver à une source devenue si dangereuse. On ferait cette extraction au moyen de la téterelle de Thier, de la ventouse de Capron, de la simple pipe de verre, ou de la main quand la traite est facile.

Ajouterai-je, touchant le régime de la femme qui nourrit, quelque chose à ce que j'ai dit de celui de la femme qui sent se développer en elle le petit être qui est devenu l'objet de toutes ses préoccupations, de son indicible amour? On le sait, ce n'est pas ce que l'on mange qui nourrit, qui donne du bon lait, c'est ce qu'on digère. Peu importe donc ou à peu près, quelles sont les substances alimentaires dont on fait usage. Deux choses peuvent devenir également nuisibles : l'alimentation insuffisante et l'alimentation prise avec excès. Toute mère nourrice qui saura se maintenir entre ces deux extrêmes, aura parfaitement atteint le but. Maintenant y a-t-il des aliments et des boissons qui fournissent plus de lait que d'autres? oui, assurément, ce sont les aliments et les boissons, qui sont le mieux digérés, le mieux supportés. Il n'y a donc rien de vrai sur ce que l'on a dit de certaines substances, des fécules, par exemple, auxquelles on attribue la propriété de fournir un lait beaucoup plus abondant. La femme devenue nourrice suivra donc pour son régime alimentaire, et pour son hygiène particulière, les conseils qui, plus haut, ont été donnés pour la femme enceinte; elle s'en trouvera parfaitement bien. Une petite observation cependant.

Si l'on admet généralement qu'une substance alimentaire plutôt qu'une autre, n'est pas susceptible d'augmenter la quantité du lait; il n'en saurait être de même de la richesse ou de la pauvreté de ce produit. Il est bien certain qu'une nourriture très substantielle composée principalement de viandes, donnera un lait plus riche, moins aqueux que celui qui proviendra d'un régime herbacé, par exemple. On sait que les vaches, les chèvres qui sont nourries de carottes, donnent un lait bien moins épais que si on les nourrit de betteraves. Il est bon de savoir, pour la pratique, qu'on peut de même atténuer ou rendre plus épais le lait de la femme, au moyen des subtances dont elle se nourrit, et des boissons plus ou moins abondantes et plus ou moins riches en principes nutritifs dont elle fait usage...

Une bonne nourrice ne doit point avoir ses règles avant le huitième mois qui suit son accouchement; il est même beaucoup plus avantageux encore que celles-ci ne reparaissent pas durant les 15 ou 18 mois de l'allaitement. Quand cet écoulement reparaît cependant au bout de cinq ou six mois, qu'il est peu abondant, de courte durée, et qu'il n'a aucune influence sur la santé du jeune enfant, on n'a point à s'inquiéter de ce prématuré retour. Mais quand cet écoulement est abondant, qu'il dure longtemps, le plus généralement, le colostrum reparaît dans le lait, d'où la diarrhée qui se manifeste sur le jeune enfant. Si celui-ci n'éprouve aucun autre accident, tout rentre dans l'ordre normal sitôt la cessation des règles, si au contraire, l'enfant est d'une mauvaise santé, s'il dépérit, il faut lui donner une nouvelle nourrice si la gravité du cas le réclame et, dans le cas contraire, diminuer le nombre des repas au sein pendant le plus fort de ces écoulements, suppléer aux repas qui manquent par un lait étranger; et alors extraire le lait de la mère par l'un des moyens indiqués plus haut...

Pour éviter des redites, je renvoie au chapitre allaitement artificiel, où il sera tout particulièrement question du meilleur lait à administrer.

Une vie calme, une nourriture convenable et sans excès, la modération dans les rapports conjugaux, la privation complète de ces rapports, huit ou dix jours avant le moment présumé où les règles pourraient reparaître, tels sont les meilleurs moyens de s'opposer à leur retour...

Une jeune mère a commencé l'allaitement du nouveau-né, mais, au bout d'un ou de deux mois, elle s'aperçoit que son lait tend à lui faire défaut, elle voit qu'il lui sera absolument impossible de donner le sein assez longtemps. D'un autre côté, elle ne veut pour rien au monde se séparer de son enfant; elle ne le confierait point à une autre nourrice, ce qui pourtant, serait ce qu'il faut faire. Cette femme recourt à l'allaitement mixte, c'est-à-dire, qu'à son lait, elle ajoute un lait étranger, et qu'après un certain temps, elle arrive à quelques aliments plus substantiels, que ce lait étranger... Mais, que de tâtonnements, que de prudence, que de peine pour atteindre au but. Si un assez grand nombre réussissent, il faut le dire, il en est une grande quantité qui échouent et c'est toujours une chose bien grave, bien dangereuse quand, en fait d'allaitement, il faut, de la sorte, prendre des voies détournées... la tendresse maternelle a son amour sans bornes; elle a aussi ses aveuglements, qui, très-souvent, lui coûtent bien cher... Je ferai en sorte d'en atténuer les fâcheux résultats lorsque je traiterai de l'allaitement artificiel.

A quelle époque la jeune mère devra-t-elle ajouter à son lait, soit une certaine dose d'un lait étranger, soit une certaine quantité de substances plus nutritives? A quelle époque devra-t-elle opérer le sevrage de son enfant?... Je m'occuperai de ces importantes questions quand j'aurai parlé de l'allaitement par une nourrice et de l'allaitement artificiel...

Je dois dire ici quelques mots des crevasses, de leurs inconvénients, de leur coexistence avec la pauvreté du lait, et des moyens les plus efficaces à leur opposer... La crevasse est un petit mal qui détermine le plus ordinairement d'atroces douleurs, et qui, parmi ses graves inconvénients, compte bien souvent l'inconvénient si fâcheux de la cessation de l'allaitement. Qu'on s'en rapporte chacun à son expérience, à l'observation des faits de chaque jour, et l'on verra que les inflammations, les abcès du sein, en sont les suites bien fréquentes : d'où l'impossibilité de continuer de donner à téter. D'un autre côté, il résulte aussi de l'observation des faits que la présence des crevasses est constamment liée à une mauvaise condition de la sécrétion du lait. Etudiez à l'œil nu ou au microscope le lait des femmes qui ont des crevasses, toujours vous trouverez, un lait clair, aqueux, un lait pauvre en globules, dont les enfants ont beaucoup à souffrir ; ce lait leur donne des coliques, de la diarrhée, et nécessairement ils dépérissent sous l'influence d'un pareil aliment. Quand la fièvre s'allume chez la mère, quand son sein devient le siége d'une inflammation, bien souvent le microscope fait découvrir dans le lait les corps granuleux du colostrum, ce qui, comme je l'ai dit, explique parfaitement le développement des troubles digestifs dont souffre le jeune enfant. La pauvreté du lait vient, à son tour, donner raison du dépérissement de ce petit être. La présence des crevasses est loin de faire augurer que la femme soit susceptible de faire une bonne nourrice. Si force est de tolérer les crevasses quand c'est la mère elle-même qui nourrit, il n'en saurait être de même quand le nouveau-né doit être confié à une nourrice. Il faudrait bien se garder d'arrêter une femme ayant des crevasses, et cela, pour les raisons sus-exposées.

La crevasse est très difficile à guérir, de là, les nombreux moyens tour à tour préconisés pour son traitement, mais dont le meilleur assurément, serait la cessation momentanée de l'allaitement par le côté malade si un seul mamelon était pris; par les deux s'ils l'étaient en même temps. Mais, je le sais à l'avance, la jeune mère se résignera bien difficilement à la mise en usage de ce remède, pourtant si puissant. Voici, du reste, les principaux moyens que l'on emploie contre les crevasses.

Le vin sucré, le rhum, la teinture de benjain, la teinture d'iode, le beurre de cacao, la poudre de gomme, l'huile de cade, l'eau de pépins de coings, le tannin, la ratanhia, les cautérisations au nitrate d'argent, le baume de Cumping, l'eau de Madame Delacour, la glycérine, la charpie, etc., etc., ont été prescrits contre les crevasses. Mais à la multiplicité de ces moyens, auxquels je pourrais en ajouter bien d'autres, on ne reconnaît que trop l'impuissance de la science contre ce mal qui paraît pourtant si petit. La bouche de l'enfant est là, qui, à tout instant, détruit le peu de bien que l'on avait fait.

Quand le mamelon n'est le siége à son extrémité que d'excoriations ou érosions superficielles, la guérison a lieu très facilement, souvent même sans traitement... Mais, si l'on a affaire à une véritable et profonde crevasse, qui a pour siége le milieu ou la base du mamelon, — surtout encore ce dernier point; — le plus souvent, c'est le temps seul qui peut en faire justice, ce qui n'empêche pas de lui opposer différents moyens sur lesquels on s'est plus particulièrement arrêté : le mamelon artificiel en tétine de vache, en ivoire ramolli, en caoutchouc, en liége, etc.

A part les instruments dont je viens de parler et ceux dont il va être question, ce sont les cautérisations au nitrate d'argent, le vin sucré, les pépins de coings, la pommade à la ratanhia, et l'eau de Madame Delaçour, qui ont paru être le plus avantageusement employés. Il va sans dire que la pompe Thier rend de grands services pour vider les seins, dont une partie du lait peut être administrée au jeune enfant...

On a inventé il n'y a pas longtemps, un bout de sein très ingénieux, qui est préférable à ceux qui sont connus jusqu'ici, mais qui a encore un grand inconvénient cependant : l'inconvénient du renouvellement tous les trois ou quatre jours de la tétine de vache qui en constitue la partie essentielle. Cet instrument consiste en un cône creux en argent dont la base se replie sur ses bords pour former au pourtour une surface plane percée de trous ; le sommet de cet appareil est tronqué, arrondi, du volume de l'extrémité du petit doigt ; il offre neuf petits orifices. On emboîte cet instrument dans une tétine de vache fraîchement coupée, que l'on a préalablement vidée et cousue sur la galerie. Pour faciliter la sortie du lait, comme la tétine n'est pourvue que d'une seule ouverture, il faut, à l'aide d'un canif, y pratiquer cinq ou six petites ponctions.

On conserve la propreté de ce bout de sein en le plaçant dans l'eau toutes les fois qu'on s'en est servi.

Mais un moyen à préférer encore, et qui réussit aussi bien dans le cas de crevasses à l'extrémité du mamelon que dans ceux où ces dernières en occupent la base, c'est le mamelon de M. le Dr Legroux, qui consiste en un morceau de baudruche, collé sur le sein, avec le collodion élastique. Ce mamelon me paraît appelé à rendre de grands services ; il est d'une application facile, aussi, je le recommande à tous les praticiens ; j'en dis et j'en fais autant du mamelon également en baudruche, de M. Valérius...

CHAPITRE TROISIÈME

DE L'ALLAITEMENT PAR UNE NOURRICE.

Choix de la nourrice. — Son âge. — Age et qualité de son lait. — Ses cheveux, ses dents, ses mamelles, son caractère. — Dangers d'un lait trop vieux. — Nourrices internes. — — Nourrices externes. — Nourrices primipares. — Nourrices multipares. — Nécessité d'un air pur. — Chambre à coucher de la nourrice. — Abus préjudiciables à la santé des nourrices internes. — Ce qui arrive au lait par son séjour prolongé dans le sein. — Avis différents. — La vérité sur ce point, d'une haute importance.— Remplacer le colostrum pendant les premiers jours de l'allaitement; imiter la nature ; précautions indispensables. — Dangers que bien des enfants courent en nourrice. — Nourrices sèches. — Une maladie se déclare chez la femme qui allaite, que doit-on faire? — Composition du lait de la femme. — Analyse chimique par MM. Vernois et Becquerel ; déductions pratiques.— Analyse du lait dans les maladies aiguës et dans les maladies chroniques. — Nouveau-nés qui ne peuvent téter ; sonde œsophogienne; injections nasales.

Il a été établi plus haut que l'allaitement maternel est le mode par excellence dans l'alimentation des jeunes enfants. Mais il a été établi, en même temps que cet allaitement est souvent impossible, à cause des diverses circonstances qui ont été passées en revue. Restent alors deux nouveaux genres d'alimentation : l'allaitement par une nourrice et l'allaitement ou plutôt l'alimentation par un lait étranger. Je m'abstiendrai de toute réflexion sur le mode à préférer : il vient de soi que l'allaitement par une nourrice l'emportera constamment sur la nourriture opérée par le lait des animaux. Quand je dis par une nourrice, il est bien entendu que je parle d'une véritable nourrice et non de ces misérables femmes qui, de la chose, n'ont que le nom. Un mot donc sur le choix de cette nourrice.

La femme à laquelle une mère devra confier l'allaitement de son enfant, sera d'une bonne constitution, d'une santé parfaite, exempte de toute maladie transmissible par son sein, par son lait, etc. Cette femme sera âgée de 20 à 30 ans et accouchée depuis deux à six mois au plus. Elle sera brune plutôt que blonde, elle aura conservé sa chevelure et ses dents, ses mamelles seront assez volumineuses, et ce volume sera constitué par la glande mammaire, et non par de la graisse, ainsi que déjà cela a été dit. Son lait sera plutôt riche que pauvre; il sera alcalin ; le microscope et le crémomètre permettront d'apprécier sa richesse, le papier de tournesol son alcalinité ; et la pesée de l'enfant de la nourrice, avant et après la tétée, donnera la mesure de sa quantité. Cette femme sera d'un extérieur aussi agréable que possible ; elle aura un bon cœur, un caractère gai, plutôt que triste ; elle ne sera pas maigre : la maigreur extrême est presque toujours le propre d'une mauvaise nourrice ; il est rare qu'une telle femme ait beaucoup de lait.

En parlant comme je viens de le faire relativement au choix d'une nourrice, on conçoit d'abord que, relativement à son âge, je n'ai pas prétendu que les données de l'acte de naissance fussent suivies à la lettre : telle femme à 18 ans pourra être plus apte à constituer une bonne nourrice que telle autre à 20. De même pour la femme qui a dépassé la trentaine ; il ne faudra pas cependant qu'elle ait plus de 34 ans. On le sait, le lait d'une personne de 18 à 20 ans est plus nutritif, plus approprié aux besoins, à l'accroissement du jeune enfant que celui d'une autre qui approche de la quarantaine, ce fait ne doit jamais être perdu de vue...

L'âge du lait de la nourrice est d'une grande

importance. On se le rappelle, vers le dixième mois, les parties solides (beurre et caséum) vont en diminuant. Si l'on prend une nourrice accouchée depuis plus de six mois, le nourrisson aura un lait trop peu substantiel, aux époques mêmes où il a le plus besoin d'un lait pouvant subvenir à toutes les phases de son accroissement, force sera d'en venir prématurément à une alimentation supplémentaire, malgré tous ses inconvénients... Et puis, cette nourrice pourra-t-elle prolonger l'allaitement durant tout le temps voulu?... Que sera-ce donc, quand déjà le lait aura dix mois de date, et même davantage encore? et pourtant on entend vanter des laits de dix-huit mois, de deux ans et plus... Oh! malheur pour les pauvres enfants qui sont allaités dans de telles conditions... Mais la bouche de l'enfant rajeunit le lait, dit-on de toutes parts : erreur, cent fois erreur! Que voit-on rajeunir ici-bas? Le lait des animaux rajeunit-il par des traites réitérées? Que peuvent des succions plus fréquentes et de plus en plus actives? Elles peuvent tout au plus amener l'inverse de ce que l'on s'en était promis. Il faut chasser, et bien loin, une pareille erreur...

S'il y a du danger pour l'enfant de téter un pareil lait, ces allaitements prolongés outre mesure, sont fréquemment pernicieux pour la mère quand celle-ci est d'une faible constitution. Bien des fois la phthisie pulmonaire s'est développée dans de semblables cas...

Dans le mois de février dernier un savant disait devant l'Académie de médecine de Paris qu'un lait de neuf mois était trop fort pour un nouveau-né; un autre savant répondit que l'analyse chimique infirmait ce que son collègue venait d'avancer : « que d'un mois à dix-huit mois, le lait change très-peu et ne présente même que des différences infinitésimales. » Laissons à de nouvelles recherches, à se prononcer en dernier ressort sur ce point; et, en attendant, conservons ce qui, d'aprés d'autres savants, a été établi plus haut.

Quand c'est une nourrice *interne* ou *sur lieu* qui doit être chargée de l'allaitement du nouveau-né, beaucoup préfèrent une fille-mère, celle-ci étant moins sujette à l'ennui de la famille et du pays et à de plus grands inconvénients encore que la femme mariée... Pauvre épouse, quand tu quittes ton mari, tes enfants, le foyer où tu laisses tant de bonheur, tu ne sais guère ce que tu es susceptible de retrouver au retour... ton mari, tes enfants, ne te reverront-ils pas avec froideur? et toi-même, seras-tu pour eux ce que tu étais au départ? Aussi, à moins d'avantages exceptionnels ou d'une nécessité absolue, reste chez toi, élève tes propres enfants...

Dans les cas où l'on envoie les nouveau-nés en nourrice, presque toutes les familles recherchent une femme de la campagne, soigneuse, bien logée, plutôt dans une certaine aisance, que dans la gêne; le lait d'une femme qui vit mal, dont la nourriture est trop exiguë ou qui doit subir des abstinences forcées, est toujours un mauvais lait, un lait peu nutritif, un lait pauvre, qui est on ne peut plus nuisible au nouveau-né.

Une excellente chose, dans l'intérêt de la nourrice et dans celui du nourrisson, c'est que cette nourrice ait une vache et des poules. On ferait bien de ne confier son enfant qu'à une nourrice qui remplit ces deux conditions : chacun apprécie pourquoi...

On aime que la nourrice n'allaite pas pour

la première fois. Si elle a eu du lait très-longtemps, c'est une sorte de garantie pour le nouvel allaitement qu'elle va entreprendre. Elle n'a pas eu de crevasses ni de phlegmon, on peut presque avoir la certitude qu'elle en sera encore exempte cette fois. Si, au contraire, elle a eu un phlegmon, elle ne peut pas en dissimuler les traces, et comme il est probable qu'il en sera encore de même dans le cours de ce nouvel allaitement, il est prudent de ne la point accepter.

Une femme qui n'aurait pas encore allaité ne serait point rejetée cependant si elle réunissait toutes les conditions qui constituent la bonne nourrice. J'en dirai autant de la jeune femme qui a perdu les dents. Un grand nombre de femmes picardes et flamandes sont brèches-dents de très bonne heure, ce qui ne les empêche pas de faire les plus beaux nourrissons. Mais une chose à laquelle il faut tenir beaucoup, c'est que la nourrice n'aît que peu d'enfants, à cause des soins nombreux que ceux-ci réclament, et de l'encombrement qu'ils causent au logis.

On préfère les brunes aux blondes, parce que

les premières annoncent un tempérament sanguin et que leur lait est réellement meilleur; les secondes ont un tempérament lymphatique. On a vu bon nombre de ces dernières cependant qui constituaient d'excellentes nourrices, avaient de très beaux enfants...

On a voulu que la nourrice fût plutôt gaie que triste; ce n'est pas que l'enfant suce avec le lait les qualités ou les défauts de la femme qui le nourrit; mais c'est parce que s'identifiant de plus en plus avec cette dernière, il l'imite, il la singe de plus en plus, et que peu à peu son caractère se moule sur le sien. La gaîté du jeune enfant, du reste, contribue à sa bonne santé, à l'expansion de toutes ses forces vitales... Qui rit bien, digère bien, vit longtemps. La vérité de cet axiôme se réalise à tout bout de champ.

Dans le choix que l'on fait d'une nourrice, il ne suffit pas que son lait soit abondant et d'un beau blanc, ce qui atteste de sa richesse en caséum; il ne suffit pas que cette nourrice réunisse toutes les autres conditions dont il vient d'être parlé, il faut surtout que son enfant soit fort, d'une parfaite santé, et qu'il soit parfaitement établi que le lait de sa mère suffit à lui donner le développement satisfaisant dans lequel on le trouve. C'est là encore le moyen le plus sûr de constater les qualités du lait de la mère, et, dans la pratique, jamais ce moyen ne doit être négligé. Une femme peut avoir un lait plus séreux qu'une autre et n'en faire pas moins un très beau nourrisson ; une autre femme peut avoir un lait plus épais, mieux émulsionné, et n'avoir qu'un enfant chétif.

Bien souvent quand le nourrisson ne vient pas, présente une couleur terreuse, reste malingre, est maladif, si l'on étudie avec soin le lait de sa mère, le plus ordinairement on trouve un lait pauvre en globules, un lait acide, un lait altéré par un retour du colostrum, etc... Force sera de ne point adopter une pareille nourrice...

En examinant une nourrice, il faut savoir encore que certaines femmes avant de se présenter, donnent le sein à leur enfant, et que la goutte de lait que l'on va recevoir est blanche et très consistante, tandis que chez d'autres femmes, et dont le lait est très-bon cependant, ce lait est clair, extrêmement séreux, par la raison que depuis plusieurs heures déjà l'enfant n'a pas tété. Ces deux circonstances doivent être prises en sérieuse considération. Ici la ruse et la bonne foi seront appréciées comme elles doivent l'être; et soi-même quand on voudra rechercher approximativement les qualités du lait, on aura soin de tenir compte du moment plus ou moins éloigné de la prise du sein.

On le sait, une nourrice peut transmettre au nourrisson quelques virus cachés dans son organisme. Il est donc indispensable que toute nourrice soit examinée à fond, pour la sécurité de la famille qui lui confie son enfant. De même, ce dernier, doit être soumis à toute la sévérité d'un examen préalable; la nourrice, elle aussi, doit avoir la même sécurité de ce côté. Le médecin doit sauvegarder ici les intérêts de tous. Que de malheurs, que de procès scandaleux se sont produits, qui n'auraient point eu lieu si le médecin eût plus religieusement accompli sa mission...

Pour beaucoup de gens, une bonne nourrice doit représenter une belle vache flamande... Le choix pourtant ne doit pas toujours tomber sur la force, l'encolure, la vigueur de la femme à laquelle on va confier son fils. On conçoit en effet que si cet enfant est faible, très-délicat, très-impressionnable, provenant de parents, d'une mauvaise constitution et très-faibles, très-délicats eux-mêmes, le lait de cette robuste nourrice pourra bien être trop riche, trop substantiel, d'une digestion trop difficile pour un tel nouveau-né. Avant d'arrêter une pareille nourrice, il faudra de toute nécessité, prendre l'avis de son médecin ; en pensant de la sorte tout gagner, on pourrait bien avoir l'amer regret de tout perdre...

Si la nourrice est interne, elle ne doit pas être confinée dans un salon; il lui faut de l'air comme elle en avait dans son pays. Elle doit passer la majeure partie de son temps, dans les jardins, dans les promenades, là où l'air est le plus pur et le plus vivifiant. Il va sans dire que son nourrisson ne la quittera point un instant. On se rappelle les douze mètres cubes d'air atmosphérique qu'il faut par heure à chaque petit enfant. Ici du moins, la ration d'oxygène ne laissera rien à désirer...

La chambre à coucher de la nourrice sera

vaste, sèche, bien éclairée, bien aérée, parfaitement saine. La moitié de l'existence se passe dans un pareil milieu. Que deviendra la santé si l'air que respire la nourrice ne répare pas suffisamment ses forces, n'anime point son sang d'un nouveau principe vivificateur? Une nourriture toute succulente qu'elle pourrait être, serait impuissante à réparer les pertes incessantes qu'éprouve la femme qui allaite, si l'intervention d'un air pur ne venait en seconder l'action.

A propos de cette nourriture, je signale de suite un grave abus qui se commet à l'égard des nourrices qui sont placées dans les familles...

Une jeune femme de la campagne, avec son verre d'eau, de cidre ou de bière, sa soupe aux choux, aux poireaux, aux carottes, aux haricots, aux pommes de terre, etc., se portait à merveille, était luxuriante de santé, avait encore dans les seins une certaine quantité de lait après que son enfant en avait pris, comme on le dit, jusqu'à son cou. Cette femme arrive à la ville, elle occupe des appartements bien clos, somptueux même, qui contrastent singulièrement avec les siens ; elle reçoit pour nourriture d'excellents potages gras, des viandes rôties, quelques verres de bon vin, etc., et tout cela dans la pensée d'en faire profiter le fils de famille, l'ange adoré pour lequel on a acheté son lait... D'abord très satisfaite, très heureuse même d'une telle nourriture, de toutes les attentions dont elle est l'objet, elle ne tarde point à s'apercevoir qu'elle se porte moins bien que chez elle ; elle devient brûlante dans son lit, elle dort mal, digère mal, et ce qui lui paraît le plus fâcheux de tout, c'est que la source jusque là si féconde de son lait, tarit de jour en jour, elle ne peut pas se dissimuler que si la chose continue, bientôt cette source sera complètemeut tarie. Cette femme souffre, s'inquiète, s'ennuie de son pays ; elle va devenir malade, — et cela n'arrive que trop fréquemment ; — pour elle la transition a été trop brusque : on n'enfreint jamais impunément des habitudes depuis longtemps acquises... Redonnez à cette femme une nourriture moins substantielle, appuyez même pendant quelques jours sur les légumes, les végétaux frais ; au lieu de vin, donnez lui de l'eau rougie, de l'eau d'orge, de la bière ou du cidre, selon l'habitude qu'elle en avait; envoyez-la respirer l'air du dehors, faites-lui prendre de l'exercice, vous ne tarderez pas à voir sa gaîté revenir, sa santé se rétablir et le lait affluer dans ses seins. Vous n'aurez plus alors qu'à continuer ce que vous aurez fait. Bien des nourrices internes se sont de la sorte trouvées forcées de retourner dans leur village, et de voir s'évanouir pour elles ces beaux rêves dorés qui les avaient bercées des plus merveilleuses espérances. Et le pauvre nourrisson, lui, qu'a-t-il gagné à l'imprudente manière de faire des siens?... La leçon a été bonne, sans doute, et l'on en a profité pour la femme du nouveau choix quand force a été d'en venir à cette extrémité...

On admet généralement qu'à l'instar de ce qui a lieu pour les vaches, les chèvres, etc., le lait, par son séjour prolongé, éprouve dans le sein de la femme des modifications qui, au point de vue de la pratique, sont extrêmement précieuses : ce lait, suivant le temps de son émission, est aqueux, moins pauvre, ou très riche.

Mais, depuis peu, deux savants, non moins distingués que leurs devanciers, sont venus complètement démentir le fait.

M. Béclard, à son tour, a fortifié l'opinion des deux chimistes; il a même donné l'explication de la différence dans les résultats.

MM. Vernois et Becquerel, s'appuyant sur les analyses qu'ils ont faites, ont dit : « La première et la deuxième traites chez la femme ne donnent pas lieu aux différences signalées chez la vache, la chèvre, etc. »

M. Béclard prétend que la station verticale de la femme, les dispositions anatomiques de son organe mammaire, le moindre développement des réservoirs du lait (sinus), la situation différente de la mamelle, et son volume beaucoup moins considérable, ne permettent pas à la crème de s'accumuler à la partie supérieure de l'organe comme cela a lieu dans le pis des autres mammifères.

Plus récemment, un homme considérable, M. le professeur Trousseau, dans une leçon qu'il faisait sur l'allaitement des nouveau-nés, disait à ses élèves que si une nourrice se présente trois heures après avoir donné le sein, elle aura d'abord un lait séreux, bleuâtre, puis blanc, puis jaune, absolument comme cela se produit chez la vache. Le premier temps de la traite donne un lait très riche en sérum contenant peu de caséum et pas de beurre. — C'est peu de beurre qu'il faudrait pour être exact ; le fait résulte de recherches par moi répétées, et dont il sera parlé plus loin. — Aussi, selon M. Trousseau, le premier lait est-il blanc-bleuâtre ; au deuxième temps, il contient encore du sérum, mais beaucoup moins que celui du premier temps, il offre beaucoup de caséum et peu de beurre ; ce lait est blanc ; le troisième temps est caractérisé par une très faible proportion de sérum, la présence d'une certaine quantité de caséum, mais surtout par la prédominance du beurre : ce lait est jaune.

D'un autre côté, quel est le praticien qui n'a pas entendu dire à une nourrice : quand durant toute une nuit mon enfant n'a pas pris le sein, le matin mon lait *se sauve*, il est extrêmement clair au moment où l'enfant commence à téter, tandis qu'il est épais, d'un beau blanc et même d'un blanc-jaune lorsqu'il quitte le sein, qu'il l'a presque complètement vidé…

Ayant eu occasion d'examiner le lait de beaucoup de nourrices, j'ai pu constater le même fait. Soumis au microscope, le premier lait m'a toujours donné moins de globules que le dernier ; chacun peut vérifier, et l'on constatera absolument ce que j'ai constaté. Le lait du milieu de la tétée sera plus épais que le premier et moins épais que le dernier.

Le lait de la femme, par son séjour prolongé dans les seins, se comporte donc absolument de la même manière que celui des autres mammifères ; c'est par erreur que des savants ont avancé le contraire. Ont-ils fait eux-mêmes des expériences ? ou bien ont-ils écrit sur la foi de quelque devancier ?... A de nouvelles analyses chimiques à prononcer en dernier ressort. Ces analyses, bien entendu, seront faites aux deux temps opposés de la tétée.

En attendant, avec la grande majorité, je considérerai le lait comme devenant plus aqueux par son séjour prolongé dans le sein, et les conseils que je donnerai seront basés sur le fait de cet appauvrissement.

La nourrice est choisie, elle est là sous notre main, le nourrisson est né d'hier, que faut-il faire?... Lui donner à téter, dira-t-on, de toute part. — C'est aussi ce que je dirai moi-même, mais avec les observations que voici...

On ne l'a point oublié, le premier lait d'une accouchée contient un principe purgatif, le colostrum, destiné par la nature à rendre plus facile et plus complète l'expulsion du méconium, ce qui est d'une extrême importance pour la santé, pour le développement du nouveau-né. On a vu bien des petits enfants languir très longtemps à cause de la rétention de ce méconium... On ne l'a point oublié non plus, c'est pendant les trois premiers jours que le colostrum se montre le plus abondant, diminuant peu à peu jusqu'au huitième jour, et s'y montrant encore, mais par quelques atomes seulement, jusqu'à la fin du premier mois...

Le lait de la nourrice, lui, n'a plus de colostrum : cette femme allaite déjà depuis plusieurs mois; il importe donc, mais en imitant la nature, d'ajouter à son lait, le principe purgatif si nécessaire au nouveau-né...

Bien des personnes font prendre par jour à ce nouveau-né, une ou deux cuillerées à café de sirop de chicorée composé, ou d'un autre des sirops cités plus haut ; pour faire mieux, des doses plus fortes encore lui sont administrées, ce qui ne laisse pas d'avoir les plus grands inconvénients. L'intention est bonne assurément, mais le résultat ne répond point à l'intention. Ce n'est pas ainsi, du reste, que procède la nature. Nous, tâchons donc de l'imiter de notre mieux...

Mêlons à une cuillerée à potage d'eau ordinaire, une cuillerée à café de sirop de chicorée, et donnant au nouveau-né une cuillerée à café de ce mélange immédiatement avant de le mettre au sein, et, de telle sorte, que notre mélange soit absorbé dans les vingt-quatre heures. Faisons de même pendant deux jours encore ; ensuite, et jusqu'au huitième jour, bornons-nous à une petite cuillerée d'eau miellée; nous aurons atteint le but...

Comme le lait de la nourrice est beaucoup trop riche pour le nouveau-né, il est nécessaire de ne lui donner d'abord qu'un sein à la fois, le lait devenant plus clair, il s'atténuera dans l'autre. Il va sans dire que le premier sein ne sera donné lui-même que trois heures au moins après qu'il aura été vidé par le propre enfant de la nourrice, par la téterelle de Thier, ou par tout autre moyen. On continuera de donner ainsi le sein l'un après l'autre, de trois en trois heures, pendant le premier mois. Cependant, si avant ce terme, le lait est bien supporté, bien digéré, ce que l'on reconnaîtra aux signes que j'indiquerai bientôt, on donnera alors les deux seins au même petit repas. Je dois ajouter que si le jeune enfant ne pouvait attendre les trois heures voulues, la modification du lait serait à peine sensible; que si la nourrice est une de celles dont la sécrétion laiteuse ne s'opère en plus grande quantité qu'au moment même des succions, cette modification ne pourrait non plus avoir lieu puisque le lait ne séjourne pas assez dans le sein... Les nourrices à sécrétion préalable, éloigneront, autant qu'elles le pourront, les prises de seins; elles ne laisseront pas le nouveau-né téter autant qu'il le voudra; et, après chaque prise de sein, elles feront prendre à celui-ci une petite cuillerée d'eau légèrement sucrée. De cette façon, le lait se trouvera atténué dans l'estomac et il se digèrera plus facilement.

On agira de la même manière toutes les fois que le lait sera trop consistant, et mal supporté.

Ce que j'ai dit pour la mère et pour l'enfant de l'indispensabilité d'au moins six heures de sommeil, je le répète ici pour la nourrice ; seulement, comme dans les premiers temps principalement, cette nourrice a plus de lait qu'il n'en faut au nouveau-né, s'il devient nécessaire de donner quelque chose à celui-ci durant la nuit, il vient de soi qu'elle lui donnera le sein... Toutefois, aussitôt que la chose sera devenue possible, elle fera exactement ce qui a été conseillé pour la mère...

Une recommandation d'une extrême importance doit trouver place ici.

Quand on remet son nouveau-né entre les mains de la nourrice dont on a fait choix, il faut exiger de cette femme qu'elle sèvre son enfant dans les premiers jours du nouvel allaitement, et dès que le nourrisson n'aura plus trop de son lait. Cette manière de faire est dans l'intérêt des deux petits êtres qui ne trouveraient plus dans le sein de la mère commune qu'une nourriture tout à fait insuffisante ; elle est aussi dans l'intérêt de la nourrice, l'épuisement résultant de la sursécrétion laiteuse amène, dans la majorité des cas, les affections morbides les plus graves ; et, bien souvent, la phthisie pulmonaire quand la femme est d'une médiocre constitution.

Le sevrage complet de l'enfant de la nourrice s'opère avec d'autant moins d'inconvénient qu'il n'est pas très brusque, et qu'on ajoute au lait étranger dont déjà il fait usage, la petite quantité de lait qui reste dans le sein de la mère après la tétée du nouveau venu.

La nourrice, mais la bonne nourrice, la nourrice *interne* plutôt que la nourrice *externe*, remplace à peu près la mère ; je dis à peu près, parce que cette dernière doit constamment être préférée quand aucun obstacle absolu ne s'y oppose.

L'âge du lait, sa composition toute appropriée aux besoins du nouveau-né, sa quantité fixée par la nature, l'emporteront toujours sensiblement sur le lait de la femme étrangère. Mais quand le nouveau-né est emporté au loin, par une femme plus âgée qu'elle ne doit l'être, dont le lait date déjà de dix mois et plus, quand il doit habiter sous un toit d'une grande insalubrité, être privé de tous les soins hygiéniques qui lui sont si nécessaires; quand au lieu de ce bon lait que la nature veut pour lui, il n'a plus qu'un lait fortement appauvri, un lait auquel force est à la femme de suppléer par un lait de vache, de la première vache venue, et sans autre attention que d'y ajouter une certaine quantité d'eau et de sucre; quand, croyant mieux faire encore, cette nourrice bourre son nourrisson d'une épaisse et indigeste bouillie, de panades mal préparées, voire même de la soupe que cette femme partage avec sa famille, oh! alors, pauvre petit enfant, que n'as-tu point à souffrir! que de dérangements fonctionnels te minent, que d'affections morbides te frappent; et, quand ta bonne constitution te permet d'échapper, de survivre, bien souvent, trop souvent, hélas! le coup qui t'atteint retentit sur ton organisme durant bien des années quand il ne se fait pas sentir durant ta vie entière. Bon nombre des maladies que tu subis dans ta jeunesse, dans ton âge mûr et même dans ta vieillesse, ont pris germe chez la nourrice à laquelle l'ignorance ou l'imprévoyance de ta famille t'a placé... Quelle immense quantité d'enfants les mères ne revoient jamais !... Pauvres mères, apprenez donc à mieux faire, à mieux choisir une autre fois... C'est effrayant ce qu'il meurt de nouveau-nés en nourrices ; j'en donnerai le chiffre plus loin, de même que je ferai voir que quand la nourrice, au lieu d'être acceptée comme au hasard, est choisie par des hommes compétents, cette mortalité est de beaucoup moins élevée. Il faudrait que toujours le choix de la nourrice fût confié à un médecin s'occupant religieusement de ce choix, et n'omettant rien de ce qui peut lui permettre de mieux remplir cette difficile et si délicate mission...

Que dirais-je maintenant des nourrices *sèches*, de ces femmes, non à lait, qui vont à Paris ou partout ailleurs, chercher des nourrissons. Ces femmes sont d'excellentes nourrices, dit-on, elles ont élevé de la sorte un grand nombre d'enfants. On en cite çà et là, on en cite partout... Mais, tous ceux qui sont morts, donc ? — On n'en parle pas, on les a oubliés... — Pourtant que tous ceux qui se trouvent à même de le faire, interrogent leurs souvenirs, recherchent dans leurs localités quels sont les enfants qui, élevés de cette manière, ont payé à la mort le triste tribut, ils seront stupéfaits du chiffre que leurs recherches leur permettront de poser. Tout cela rentre dans les inconvénients, les dangers de l'allaitement artificiel, dont bientôt il va être question. Je dois dire ici cependant qu'il est bon nombre de mères qui vont jusqu'à préférer *une nourrice sèche* à *une nourrice à lait*... Il faut convenir qu'ici, comme en beaucoup d'autres points encore, le défaut de lumière est une chose bien terrible!... O vous, savants de tous les points du globe, vous que la philanthropie a constitués les volontaires de l'émancipation des peuples, instruisez donc la femme de tout ce qu'il lui importe de savoir pour lui rendre plus facile, plus douce et plus sûre, sa sublime, sa sainte mission d'ange tutélaire de l'humanité, d'apôtre de la civilisation...

Une mère, une nourrice est frappée de quelque maladie grave, quelle est la conduite à suivre en un pareil cas? Bien qu'il soit évident pour tous, que les perturbations morbides qui remuent l'organisme entier, qui modifient toutes les sécrétions, agissent également sur la sécrétion laiteuse et amènent de notables changements dans la composition du lait; si le jeune enfant ne souffre aucunement de l'usage de ce lait, si sa santé n'en est nullement altérée, il faut continuer de lui donner le sein; mais il est rare qu'il n'en soit point autrement, il est rare que des vomissements, que de la diarrhée ne se manifestent pas, que quelque affection plus grave ne tarde même point à surgir. Dès les premières manifestations morbides, il faut se hâter d'arracher l'enfant aux dangers qui le menacent, il faut cesser de lui donner le sein durant le reste de la maladie de sa mère, et mieux encore, si la chose est possible, le confier de suite à une nourrice. On débarrassera la mère de son lait, en même temps qu'on entretiendra la sécrétion, soit à l'aide de la succion opérée par un jeune chien, soit au moyen de la téterelle de Thier, de la ventouse de Capron, etc.

J'ai dit plus haut ce qu'il convient de faire dans les cas de syphilis congéniales, je n'y reviendrai pas...

Une jeune mère, chez laquelle la phthisie

pulmonaire dont rien n'indiquait la présence, survient, tombe tout à coup malade, et le médecin ne peut conserver le moindre doute sur l'affreuse maladie à laquelle sa malade est en proie. Faut-il tout aussitôt enlever cet enfant à sa mère? la chose est bien délicate, il faut y arriver cependant... l'enfant se porte à merveille, vient parfaitement ; sa mère aussi paraît se bien porter. Mais des désordres graves, des diarrhées, des sueurs, etc., vont survenir; quel lait alors sucera cet enfant? Quand tout dépérit, quand tout s'épuise, est-il une sécrétion qui ne serait morbidement frappée? Que le plus tôt possible donc le jeune enfant suce le lait d'une autre femme ; sa mère et lui ne peuvent que beaucoup gagner à la mesure qui sera prise.

Il est un certain nombre d'autres questions que pendant l'allaitement il deviendra nécessaire de résoudre. Celles qu'on trouvera dans cet écrit aideront à le faire, et afin d'y arriver d'une manière plus fructueuse et plus sûre encore, je crois devoir placer ici les enseignements qui suivent, que je suis heureux de pouvoir appuyer par des faits que ma vieille pratique m'a permis de recueillir...

Dans la séance du 24 janvier 1853, de l'académie des sciences, M. Payen a présenté au nom de MM. Vernoir et Becquerel l'analyse d'un travail sur le lait, auquel j'emprunte les détails que voici :

Quand on vient à comparer entre elles, disent MM. Vernoir et Becquerel, toutes les analyses publiées jusqu'à ce jour, on est frappé de ce fait qu'aucun résultat ne se ressemble et que des différences énormes se remarquent à chaque instant.

Voici, d'après ces savants, l'analyse du lait de la femme à l'état normal, et cette analyse porte sur 1,000 grammes de lait.

Eau	889, 08.
Parties solides.	110, 92.
Sucre.	43, 64.
Caséum et matières extractives.	39, 24.
Beurre	26, 66.
Sels (par incinération) . . .	1, 38.
La densité est de.	1,032, 67.

Les éléments sont ici rangés dans l'ordre de leur plus forte proportion. L'âge de la nourrice n'apporte pas en général de modification sensible dans la densité, le poids de l'eau et des parties solides. Une différence réelle n'existe qu'aux points extrêmes...

Il y a dans le lait des nourrices de 15 à 20 ans plus de parties solides que dans celui des nourrices de 30 à 40 ans.

L'alimentation médiocre, l'abstinence, laisse introduire trop peu d'eau dans le lait. Les éléments principalement frappés sont le beurre et le caséum.

La composition du lait dans les constitutions *faibles*, reste à peu près normale; dans les *fortes*, le poids des parties solides diminue.

Chimiquement parlant, le lait des nourrices primipares se rapproche davantage de la moyenne physiologique que celui des nourrices multipares.

La gestation, vers la fin, augmente la quantité des éléments solides du lait; au début elle n'altère pas sa composition.

La présence des règles diminue la densité, le poids de l'eau et du sucre; elle augmente considérablement le poids des parties solides. C'est le caséum surtout qui profite de cet excès.

Dans les maladies aiguës, de même que dans les maladies chroniques, l'eau diminue, les parties solides augmentent.

Dans les premières de ces affections, le sucre baisse considérablement, les trois autres éléments augmentent dans une proportion croissante, depuis les sels et le beurre jusqu'au caséum, qui, à lui seul, répare presque toutes les pertes éprouvées par le sucre. Dans les secondes (affections chroniques) le beurre et les sels augmentent, le sucre reste stationnaire, le caséum diminue.

Ainsi, d'un côté (affections aiguës), perte d'un élément réparateur, et excès d'un élément respirateur ; de l'autre côté, perte d'un élément nutritif, augmentation d'un élément réparateur...

Dans les cas de tubercules pulmonaires sans diarrhée ni amaigrissement, il y a peu de modifications sensibles ; mais dans le cas contraire, le poids des parties solides est considérablement diminué, et c'est sur le beurre que porte toute la perte.

Dans la syphilis, la densité s'élève extraordinairement, le beurre diminue et les sels augmentent hors de proportion.

Voici un tableau qu'il est bon de placer à la suite du premier.

	Affections aiguës.	Affect. chroniques.
Eau.	884, 91.	885, 50.
Parties solides.	115, 09.	114, 50.
Sucre.	33, 10.	43, 37.
Caséum et matière extractive.	50, 40.	37, 06.
Beurre.	29, 86.	32, 57.
Sels (par incinération).	1, 73.	1, 50.
Densité.	1,031, 20.	1,031, 47.

L'entérite, la pleurésie, la colite, le trouble moral, la courbature, la métro-vaginite, la métro-péritonite, la fièvre typhoïde, l'ophthalmie scrophuleuse, l'abstinence, la bronchite, la phthisie pulmonaire, la syphilis, les abcès au sein, telles sont les affections dans lesquelles les auteurs ont étudié et déterminé la composition du lait.

Il est un fait de pratique sur lequel je ne dois point omettre de m'arrêter un instant.

On voit des enfants qui, nés *avant terme*, ou même nés *à terme*, sont dans un si chétif état, qu'il leur est de toute impossibilité de prendre le sein. On en voit d'autres qui, après avoir pris le sein pendant quelques jours, ne peuvent plus le prendre et succombent dans le marasme. Le docteur Marchant, de Charenton, a proposé l'alimentation artificielle à l'aide d'une sonde œsophagieuse introduite par la bouche jusqu'à dix centimètres de profondeur pour dépasser le larynx. Cette idée n'est pas neuve ; elle est très-difficilement praticable. Les injections nasales, proposées par le docteur Henriette, de Bruxelles, sont de beaucoup à préférer, et elles comptent un certain nombre de succès. Voici comment M. Henriette décrit son procédé.

« L'enfant étant couché horizontalement dans son berceau, ou mieux encore sur les genoux de sa nourrice, le médecin placé à droite du nouveau-né, appuie la paume de la main gauche sur son front, afin d'assujettir la tête ; puis, tenant le corps d'une seringue entre l'indicateur et le médius de la main droite, l'extrémité du pouce étant d'autre part engagée dans l'anneau du piston, il présente le bout de la canule à l'entrée des narines, sans jamais l'introduire de plus d'une ligne de profondeur, et injecte ensuite très-lentement le liquide, qui tombe goutte à goutte à travers les fosses nasales sur la partie postérieure du pharynx, et de là dans l'œsophage et l'estomac. Aucun effort de toux ni d'éternuement ne vient contrarier cette opération inoffensive, et le liquide arrive à destination sans que l'enfant puisse se soustraire à son passage. »

Dans le but de proportionner ce mode d'alimentation à l'âge des nouveau-nés, M. Henriette préfère toujours le premier lait des nourrices, comme le moins riche en globules. Peu à peu il fait prendre celui qui est sécrété pendant la montée. De cette façon, il évite les troubles digestifs qui résulteraient de l'inobservation de ce précepte.

Le savant médecin de Bruxelles préconisait ses injections nasales en 1851. Il croit aussi à la plus grande légèreté du premier lait.

Les injections nasales doivent être répétées toutes les deux heures, et la quantité de lait à employer chaque fois est d'environ 15 grammes.

Très-souvent, après quatre ou cinq jours, le nouveau-né prend ou reprend le sein...

M. le docteur Henriette fait pénétrer de la même manière des médicaments appropriés aux diverses circonstances dans lesquelles on peut se trouver...

Je pourrais entrer encore ici dans quelques autres considérations d'une certaine importance; ces considérations trouveront leur place un peu plus loin...

CHAPITRE QUATRIÈME

DE L'ALLAITEMENT ARTIFICIEL.

L'allaitement artificiel, c'est presque un meurtre. — Allaitement direct au pis de la chèvre. — Analyse du lait de chèvre. — Inconvénient de ce mode d'allaitement. — Lait d'ânesse ; analyse ; différence d'avec le lait de femme ; inconvénients. — Laits de brebis, de jument. — Lait de vache, son analyse ; 10, 12, 15, 20 et même 21 degrés de crème pour 0/0 ; quelle différence avec celui de la femme, qui ne présente que 3 degrés. — Dangers de l'allaitement artificiel ; tableau de ces dangers. — La Sucette ; ses inconvénients. — Changement de nourrice. — Enfant allaité par une femme ou élevé artificiellement ; différence. — Le lait de vache offre souvent une réaction *acide*. — Il est *alcalin* quand les vaches vivent en plein air dans de gras pâturages. — Insuffisance du phosphate de chaux dans l'alimentation ; quantité de ce sel dans le lait de la femme et dans le lait de la vache. — Phthisie des vaches parisiennes ; diminution du phosphate de chaux ; rachitisme plus nombreux. Mode le plus général de l'allaitement artificiel ; dangers. — Lait de première traite ; 5 à 10 degrés de crème au maximun ; avantages de ce lait. — Lait artificiel du docteur Meyer ; inconvénients. — Lait artificiel du docteur Cunning ; inconvénients. — Lait artificiel de Liebig ; inconvénients. — Lait artificiel proposé par l'auteur ; expériences auxquelles il s'est livré ; formule de ce lait ; appréciation. — *Alcaliser* le lait de la vache au moyen de la nourriture. — Faire monter le lait ; avantages de l'ébullition. — Comment doit-on faire prendre le lait aux nouveau-nés. — Différents biberons. — Quelle est la quantité de lait qu'il faut chaque fois, et à quel intervalle les petits repas seront-ils faits ?

L'allaitement artificiel, dit le docteur Fonteret, constitue, hors des cas rares, presque un meurtre, et doit, par ce motif, être complètement rejeté... L'opinion de ce savant n'est pas la seule ; au contraire, cette opinion est bien généralement partagée. Je vais la résumer de mon mieux.

C'est en vain que quelques personnes ont donné le nom d'allaitement naturel à l'allaitement direct au pis de l'animal, de la chèvre, par exemple, qui a servi et qui parfois sert encore de nourrice au nouveau-né. Allaitement naturel pour le chevreau, oui ; pour le jeune enfant, non... Ici, ce genre d'allaitement sera compris dans l'allaitement artificiel.

Simbaldi assure que dans les Apennins beaucoup de chèvres sont dressées à allaiter les jeunes enfants. De retour du pâturage, on les voit accourir vers les petits êtres dont elles sont devenues momentanément les *mères*, se placer avec précaution au-dessus du petit berceau nécessaire pour cet allaitement, et offrir au nourrisson un pis que celui-ci saisit avec avidité.

En Suisse, ce mode d'alimentation a été mis en usage un grand nombre de fois. Il l'a été bien peu chez nous ; il est trop difficile, donne trop d'embarras, exige pour l'animal des conditions de nourriture et de stabulation qu'on ne rencontre guère qu'à la campagne ; et puis, le lait de chèvre, bon pour un chevreau, s'éloigne trop du lait de la femme. Voyez l'analyse chimique de ce lait ; il contient 82 degrés d'eau, 9 de caséum, 4, 5 de beurre, et 4, 5 de sucre de lait. Rapprochez cette analyse de celle du lait de la femme, et jugez. En outre, le lait de la chèvre contient un acide, l'acide hircique, qui détermine souvent des diarrhées extrêmement graves. Je laisse de côté ce que l'on a dit de son action sur le caractère du jeune enfant.

Ce lait est trop riche ; il est pris en quantité par trop grande par la facilité avec laquelle il arrive dans la bouche de l'enfant. Il ne peut convenir que pour des enfants robustes, pour des organismes susceptibles de résister à tout.

On cite de beaux succès par ce genre d'alimentation. On en cite aussi par n'importe quel mode d'allaitement artificiel. Les insuccès, on ne les a plus sous les yeux, on les oublie.

On dit que le lait d'ânesse serait préférable à tout autre lait étranger, ce lait présente 9 degrés 5 d'eau ; 1, 7 de caséum ; 1, 4 de beurre; 6, 4 de sucre de lait. Quelle différence encore de ce lait avec le lait de la femme. Et puis, une certaine classe de la société seulement peut se procurer de ce lait. Quelle serait son action sur le nouveau-né? ne l'exposerait-il point à certaines maladies, au rachitisme par exemple : il ne présente que 1 degré 7 de caséum, tandis que celui de la femme en présente 3, 9, On le sait, le caséum contient beaucoup de phosphate de chaux. Il y aurait donc une notable différence sur ce point. Si le lait d'ânesse était plus généralement usité pour la nourriture du jeune enfant, peut-être l'expérience viendrait-elle confirmer la crainte qu'il n'est pas déraisonnable de concevoir de ce côté. Mais, pourra-t-on objecter, l'ânon doit infailliblement devenir rachitique ; pourquoi donc cela ? est-ce qu'il ne consomme pas une quantité beaucoup plus grande de lait que le jeune enfant n'en consommerait, et qu'il ne retrouve point dans cette quantité même, la dose de phosphate de chaux qui resterait insuffisante pour notre espèce, qui absorbe beaucoup moins de lait ? Je ne parle pas de la nourriture plus substantielle et plus prématurée dans laquelle le petit âne retrouve une nouvelle dose de phosphate de chaux.

Je ne m'occupe pas du lait de brebis ni du lait de jument, qui ont été proposés pour nourriture des nouveau-nés ; le premier est par trop riche, et le second, qui présente à peine quelques *traces* de beurre, 1 degré 7 de caséum et 8, 7 de sucre de lait, diffère encore par trop de celui de la femme, pour qu'il soit susceptible de le remplacer.

Vient actuellement le lait de vache, qui est le plus généralement employé à cause de l'extrême facilité qu'on a de se le procurer partout.

Son analyse donne 3 degrés 5 de caséum, 4 de beurre, 6 de sucre de lait. Il s'éloigne encore beaucoup plus que tous les autres du lait de la femme.

Pour une appréciation plus facile de la différence des laits les plus usités pour la nourriture des jeunes enfants, je reviens au 3 p. 0/0 de crème que présente le lait de femme. Je rapproche de ce chiffre les 1 ou 2 p. 0/0 de celui de l'ânesse, et les 10, 15, 20 et même 21 p. 0/0 de celui de la chèvre et de la vache, et, je le répète, aucun de ces laits n'est approprié à l'alimentation des nouveau-nés. On y ajoutera la quantité d'eau voulue pour les atténuer, me dira-t-on ; mais quel bouleversement, quelle destruction dans l'harmonie qui existe entre les différentes parties constituantes du lait?... On imite plus ou moins la nature, on ne la supplée jamais !... Aussi, quand l'observation suit pas à pas l'allaitement artificiel, quels saisissants, quels désolants tableaux ! Une mortalité épouvantable dans les hospices, dans les établissements où l'on réunit une masse de nouveau-nés pour les élever, comme on le dit, au petit pot. A la campagne, dans les meilleures conditions possibles, quels tableaux encore !... Pour être moins chargés d'ombre, ces derniers en sont-ils moins affreux ? On n'y voit point autant de tombes, c'est vrai ; mais toutes ces affections lymphatiques, toutes ces constitutions délabrées pour le reste de la vie, tous ces rachitismes qui font frissonner d'horreur, et tant d'autres affections très graves que je pourrais ajouter, et qui sont dues à l'allaitement artificiel, les comptez-vous donc pour rien ? Tout cela n'est-il pas presque aussi, j'ai pensé dire plus terrible que le néant... Que de carrières ont été fermées à ces pauvres déshérités qui, plus tard, ont amèrement gémi sur l'ignorance de ceux auxquels ils doivent leurs souffrances, leurs tortures, tous les malheurs que force leur est de subir...

Mais le tableau que vous esquissez est par trop noir, me dira-t-on sans doute ; l'allaitement artificiel ne mérite point de tels coups, tout au contraire : tenez, voyez cet enfant de six mois : il est frais, il est gras, il est beaucoup plus fort que s'il eût été allaité par une femme... Ne vous réjouissez pas trop vite : sa pléthore, la suractivité vitale de tout l'organisme qui, certes, peut, à plus d'un, faire envie, pourraient fort bien devenir sa perte, ou lui faire augmenter le nombre de tous ces malheureux auxquels je faisais allusion il n'y a qu'un instant. C'est en effet ce qui s'est vu nombre de fois, et qu'à chaque pas on rencontre encore tous les jours et partout.

Pénétrez dans les familles où les enfants sont élevés au lait des animaux, examinez, interrogez : Cet enfant a eu bien de la peine *à partir*, vous dira-t-on presque toujours ; il est resté chétif pendant les 5 ou 6 premiers mois, ou pendant bien plus longtemps encore ; il est fréquemment pris de vomissements, de diarrhées ; cependant il boit bien, il mange bien, nous en avons les plus grands soins. Vous lui voyez presque toujours un ventre énorme, des jambes qui se tournent, un thorax aplati latéralement et portant en avant le chapelet caractéristique de la maladie qui le mine et qui sera le fruit de l'alimentation mal appropriée, tout à fait contre nature, à laquelle il est soumis. C'est là ce que l'on peut observer chez la plupart de ceux qui n'ont point encore payé le même tribut que tant d'autres.

Je pourrais ici rembrunir encore le tableau saisissant de tous les dangers qu'un grand nombre de nouveau-nés courent chez certaines nourrices, j'effrayerais par trop les mères, et j'ajouterais peut-être à la triste pensée de bon nombre de celles qui font nourrir leurs enfants au petit pot. Je m'élèverai seulement contre une pratique bien mauvaise, bien dangereuse, à laquelle un grand nombre de mères ont elles-mêmes recours.

Afin d'être plus tranquilles, comme elles le disent, de n'être point assourdies par les cris de leurs enfants, elles placent dans la bouche de ceux-ci un petit tampon de linge renfermant du pain, du sucre, de la confiture, etc., petit tampon auquel on donne généralement le nom de *tutaine* ou *sucette*.

Le petit enfant s'épuise en incessants efforts, et pour obtenir quoi ? de l'air et quelques atomes de substance nutritive. Ces succions le fatiguent, souvent il dépérit ; et, chose remarquable, ces enfants *à sucette* ont de mauvaises dents, des dents noires, des dents cariées qu'ils perdent de très bonne heure. On a dit que le sucre loin de gâter les dents les conserve ; toujours est-il que le fait de carie se reproduit ici journellement. Si ce n'est pas le sucre qu'on doit accuser, c'est la manière de faire, c'est la sucette... Il faut donc ne jamais user d'un pareil moyen. Je ne parle pas des aphthes, des irritations de la membrane muqueuse buccale qui, bien souvent, sont dus aussi au moyen dont il est question.

Un enfant dépérit en nourrice, ce dépérissement tient à une des causes signalées plus haut ; il faut le confier à une autre nourrice, et laisser bien loin tout ce que l'on a dit sur ce changement de lait. Il importe seulement que le nouveau choix tombe sur une femme remplissant toutes les conditions voulues et que l'âge de son lait se trouve en rapport avec l'âge du jeune enfant.

J'ai parlé plus haut du volume du ventre, de la déformation des côtes, qui se relèvent à la base de la poitrine, se confondent avec ce ventre, qu'elles coiffent en quelque sorte, si je puis m'exprimer ainsi. Eh bien, ces symptômes sont constants chez les enfants qui mangent trop tôt ou qui absorbent une trop grande quantité de lait ; et à leur seule présence, on peut annoncer de suite de quelle manière l'enfant a été nourri...

A l'appui des faits précités auxquels il serait on ne peut plus facile d'en ajouter baucoup de semblables, je vais consigner ici le résultat de recherches on ne peut plus convaincantes, et qui, à elles seules, en disent plus que je ne le pourrais faire...

« Chargé par le professeur Martin de soumettre à de nouvelles recherches les résultats de Siebold, le docteur Winckel a cru devoir peser tous lesenfants, non, comme lui, tous les deux jours, mais chaque jour, et noter les particularités qui se rattachent à son sujet. Dans le compte-rendu de ses recherches, présenté à la Société généalogique de Berlin, on constate que 100 enfants, dont 7 non à terme, et 93 à terme, ces derniers nourris, 78 par les mères et 15 avec du lait de vache, perdirent tous indifféremment le même poids, soit environ 12 à 14 loths (à peu près 15 grammes), dans les deux ou trois premiers jours qui suivirent la naissance; que, par conséquent, à cette époque il n'y avait qu'une différence insignifiante dans la part du poids subi par les enfants à terme ou non, nourris avec du lait de femme ou dı lait de vache. Mais les conditions changen après le troisième jour. Tandis, en effet, qu‹ chez les 78 enfants nourris par leurs mères le docteur Winckel, trouva de suite, après l: cessation de la perte, une augmentation d‹ poids rapidement croissante; chez les 15 nourri avec du lait de vache, au contraire, cette aug mentation n'eut pas lieu, en sorte que *ces 1: enfants étaient encore sensiblement plus léger le dixième jour que lors de la naissance; et au cun ne montrait une tendance à augmenter* Depuis la présentation de ce compte-rendu *neuf autres* observations d'enfants nourris ave du lait de vache sont venues confirmer ce ré sultat...

Le lait de vache varie dans sa composition suivant l'espèce, suivant les contrées où il s produit et selon la manière dont les vaches son nourries. Il en est de même de celui de l femme; de sorte que si l'on voulait avoir un analyse exacte des différents laits d'animaux (de celui de la femme, il faudrait des analyse très-multipliées et très-variées... Tels laits se ront beaucoup plus riches en crème, tels autre

caséum. On le sait, on dit vaches beurrières,
ches à fromages. C'est la race d'Angus qui
nne la plus grande quantité de beurre, et la
ce normande la plus grande quantité de fro-
age.

On se le rappelle, le lait normal de la femme
t toujours alcalin ; quand il se montre acide,
est un mauvais lait, un lait dangereux qui,
toute nécessité, doit être modifié ainsi que
l'ai dit plus haut. Le lait d'ânesse est alcalin
ssi ; mais il n'en est plus de même du lait
la vache qui, dans l'immense majorité des
s, offre une réaction acide plus ou moins pro-
ncée.

Il résulte de recherches faites par les chimistes
rzélius, Pélizet et Quevenne, que, sur 75 laits
vache, 45 étaient acides, 6 faiblement acides,
neutres et 7 alcalins. Les vaches ne donnent
nc point le plus souvent des laits neutres,
nsi que l'a prétendu le docteur Donné.

D'après MM. Petit et Darcet, les vaches qui
vent en plein air, dans de *gras* pâturages
urnissent presque toujours un lait *alcalin*,
ndis que celles qui vivent à l'étable, dans un
pos à peu près absolu et dont la nourriture est

composée d'aliments secs et féculents, don presque constamment un lait *acide*. De pa faits sont très-importants à noter pour la tique.

M. Mouriès, dans un mémoire qui a été ronné par l'Institut de France, au concou prix Monthyon en 1854, établit par des par lui recueillis, qu'une des principales c de la grande mortalité des jeunes enfants vient de l'insuffisance dans l'alimentatio phosphate de chaux, ou principe génér des os.

On a trouvé, dans ce qu'on appelle l type, le lait normal de la femme, 2 gra et demi de phosphate de chaux, par grammes de lait. En réunissant les an de MM. Dumas, Megenhoffen, Simon, Sch Mouriès, etc., on en a conclu que sur 10 rices il n'y en a à peu près qu'une seule c lait soit irréprochable sous ce rapport des autres ne contient que de un tier cinquième de la dose nécessaire, et une ; partie en présente à peine quelques trac dernières tuent à peu près généralem nouveau-nés par leur lait.

la dose, dite normale, du phosphate de
x est bien celle qui est voulue, il y aurait
ssairement 9 rachitiques sur 10 enfants, à
ıs que ce phosphate de chaux ne joue pas
la production des os le rôle qu'on lui at-
ıe... Si la dose du tiers ou du cinquième
il vient d'être question est une dose suf-
ıte, ce qui paraît bien probable, il y aurait
beaucoup moins de mauvaises nourrices
on ne l'avance, et la quantité de 2 grammes
demi qu'on dit être la dose normale ne
ait donc qu'une exception, qu'une exagéra-
?.. Mais si une grande partie des laits de
mes contient à peine des *traces* du sel alcalin,
devrait rencontrer un bien plus grand nom-
de rachitiques qu'on ne le fait... Ou bien
analyses sur lesquelles on s'est appuyé lais-
ıt à désirer, ce qui ne parait pas probable;
bien la nature n'a pas laissé soulever assez
voile dont elle conserve la génération des os,
qui n'est point admissible non plus; ou bien
dose plus minime du phosphate de chaux suffit
l'organisme... Toujours est-il que l'imagina-
on se prête difficilement à l'écart si préjudi-
able à l'espèce que l'on rencontrerait dans un si

grand nombre des laits destinés à son existence et à sa bonne organisation.

Si maintenant on demande à l'analyse chimique combien le lait de vache contient de phosphate de chaux pour 1,000 grammes, elle vous répond qu'il en renferme environ 1 gr. 80 centigr. Cette dose, bien minime en comparaison du volume du système osseux de l'espèce, surtout quand une grande quantité de lait ingérée par le jeune veau ne la rend pas beaucoup plus forte, vient appuyer l'idée émise plus haut que les 2 grammes et demie trouvés dans le lait de femme type est une dose exagérée qui, sans son élimination, serait même susceptible d'inconvénients. On le sait, le phosphate de chaux ne sert pas seulement à la constitution du système osseux, il a la propriété encore d'être un puissant stimulant de l'organisme, sans lequel la nutrition, l'assimilation resterait insuffisante. Si l'absence de ce sel peut amener bien des désordres, son excès, son action trop énergique pourrait avoir aussi les plus sérieux inconvénients ; il n'en faudrait donc pas encore une trop grande quantité dans le lait... Ce ne serait guère que pour celles des nourrices dont les enfants resteraient chétifs, pâles, mal venants, menacés de rachitisme, que l'ostéïne préconisée par M. Mouriès serait nécessaire ; on en mêlerait à leurs aliments, ce qui ajouterait du phosphate de chaux à leur lait qui, alors, sans doute, n'en contient point assez. On pourrait aussi en donner tout directement au nourrisson. L'ostéïne Mouriès, c'est du phosphaste de chaux assimilable, c'est du phosphate de chaux provenant de la décomposition des os, mêlé à de l'albumine.

Il est à regretter que dans les analyses dont il vient d'être question on n'ait pas indiqué si le lait provenait de nourrices de la campagne ou de nourrices de la ville.

On a évalué à environ 6 grammes la quantité de phosphate de chaux qu'un adulte doit ingérer dans les 24 heures. On a constaté que l'alimentation des femmes des villes est, sous le rapport de ce sel calcaire, bien inférieure à celle des femmes de la campagne. C'est donc pour les nourrices des villes que l'addition du phosphate de chaux se trouve surtout indispensable...

On le sait, les six mille vaches qui peuplent

les laiteries parisiennes, et qui se renouvellent tous les dix-huit mois, meurent toutes atteintes de la phthisie pulmonaire, qu'on nomme à Paris la Pommelière. Le lait de ces vaches a-t-il de graves inconvénients pour la santé publique, et en particulier pour celle du jeune enfant ?

Il a été établi plus haut que dans la phthisie pulmonaire de la femme, tant qu'il n'y a ni diarrhée, ni sueurs profuses, ni amaigrissement, le lait reste le même. Le poids de ses parties solides ne diminue considérablement que dans le cas contraire ; il est probable qu'il en est de même du lait de la vache. D'un autre côté, la science enseigne que le tubercule est un produit accidentel renfermant des molécules gélatineuses en excès et qui ont une extrême tendance à s'imprégner de sels phosphatiques. Cette tendance est un moyen que la nature emploie pour rendre ces tubercules inoffensifs. S'ils passent à l'état crétacé, pas de ramollissements, et par conséquent point de cavernes. On comprend donc de suite qu'à un moment donné le lait des vaches phthisiques peut être bien pauvre en phosphate de chaux et amener tous les désordres produits par l'absence de ce dernier, et plus particulièrement le rachitisme. Ce fait sera donc, lui aussi, pris en sérieuse considération dans l'alimentation des jeunes enfants.

La plus grande cause assurément de la phthisie dont les vaches parisiennes sont si généralement atteintes, c'est l'exagération de la sécrétion laiteuse qu'on veut obtenir d'elles. Un an et même dix-huit mois après le part, le plus grand nombre de ces vaches, au lieu de 7 litres en fournissent 18 et même 20 litres. Ici, nous voyons donc la phthisie se développer comme chez les nourrices dont j'ai parlé, et qui commettent la grave imprudence d'allaiter deux enfants à la fois. Ces nourrices mangent beaucoup cependant... Les vaches dont il vient d'être question mangent beaucoup aussi ; on mêle du sel à leur nourriture pour exciter leur appétit, on leur fournit en abondance des aliments riches en matières féculentes et sucrées, on les soumet au repos absolu de la stabulation. L'exercice leur ferait éprouver certaines pertes, et l'on n'en veut pas pour elles. Mais si l'on obtient l'énorme quantité de lait voulue, bientôt la bête devient malade, se tuberculise, est livrée à la boucherie ou succombe autrement. L'organisme ne résiste point à aucun travail fonctionnel porté à l'excès, quelles que soient la richesse et l'abondance de l'alimentation qu'on lui fournit en vue de réparer ses pertes. (MM. Delafond, Mayer et Bouchardat.)

Un jeune savant, M. Trasquente, malgré l'autorité des observateurs précités, prétend que les vaches laitières dont je viens de parler, ne sont point atteintes de véritable phthisie tuberculeuse, mais d'une espèce de pneumonie chronique, avec formation de petites collections purulentes qui simulent grossièrement les tubercules de l'homme.

Il ne m'appartient pas d'entrer en lice avec de pareils champions. Pour moi, il suffit que je voie dans le lait des vacheries de Paris un lait pauvre, un lait dans lequel le phosphate de chaux n'existe qu'en minime quantité, que ce phosphate ait disparu par l'appropriation qu'en aient pu faire les tubercules pulmonaires, par l'état cachectique de l'animal, ou par la faible proportion qu'en reçoit l'organisme par le régime féculent et sucré auquel cet animal est soumis, le fait n'en est pas moins acquis, et il mérite toute l'attention du praticien et de l'observateur.

Voyons actuellement la manière dont presque toutes les nourrices procèdent à l'alimentation artificielle...

Quand l'observation leur en est faite, elles donnent au nouveau-né du sirop de chicorée, mais elles lui en font avaler de ces doses contre lesquelles je me suis élevé plus haut. Pour ce qui est du lait, elles se le procurent où elles peuvent, sans s'inquiéter si la vache est jeune ou vieille, si son étable est plus ou moins saine, sa nourriture plus ou moins bien appropriée, si ce lait est plus ou moins pur, etc. Elles ajoutent un tiers ou un quart d'eau à ce lait, une certaine quantité de sucre, le font monter, en emplissent un biberon ou un verre, et en font boire au nourrisson tout autant qu'il en veut, sans s'inquiéter du temps depuis lequel il a bu, de la quantité de lait qu'il a prise. Il s'éveille, il crie, vite un nouveau biberon, un nouveau verre de lait ; il se tourmente, il se tord, il vomit ; ah ! tant mieux, *bien vomissant, bien venant !* j'ai eu bonne chance, je suis bien tombée, je rendrai un magnifique enfant. On ne s'arrête point en si beau chemin, et souvent même, à la fin de la première semaine, quand ce n'est pas dans les premiers jours, on donne de la bouillie à ce petit malheureux, et l'on achève de mettre son organisme aux abois. Que de fois j'ai été appelé pour remédier aux désordres amenés par une pareille manière de faire, et sur lesquels je n'ai pu que gémir... Il mangeait si bien cependant, me disait la pauvre femme... Nourrices, ne l'oubliez jamais, c'est cette bouillie, ce sont vos soupes, vos semoules, qui, administrées trop tôt, tuent une si grande quantité de petits enfants...

Quand l'enfant résiste, comme le plus ordinairement il ne vient pas, on lui donne du chocolat, des panades au jaune d'œuf, du bouillon gras : la maman le veut ; on met même pour lui deux fois la semaine le pot-au-feu, etc. Il n'est pas de moyen que l'on n'essaie. Mais trop souvent encore la mort vient couvrir de deuil le petit berceau...

Ici, la scène change, le nourrisson pousse à vue-d'œil, il est même plus fort que les autres enfants du même âge élevés au sein de leur mère; j'ai consigné plus haut ce qui arrive le plus ordinairement à ce dernier.

Mais, depuis un certain nombre d'années déjà, la science pénétrant plusieurs des secrets de la nature, est venue en aide aux mères et aux nourrices, et des voix autorisées cherchent à répandre de plus en plus ce que l'observation a permis d'enregistrer... Je le dis ici avec un douloureux regret, cette croisade du progrès est loin d'être prêchée partout; la routine prévaut toujours... On ne l'a point oublié, le lait de la femme donne 3 degrés au crémomètre, et celui de la vache de 10 à 20 et même 21 degrés. Quelle différence entre ces deux laits !...

Le lait s'appauvrit par son séjour dans le pis des animaux (Péligot). Je reviens sur ce fait... Dans la même traite, le lait le premier tiré est toujours le plus séreux ; le dernier se rapproche de l'état de crème. Parmentier, Deyaux et Roisset ont confirmé ces faits par l'analyse. Seulement, comme je l'ai dit déjà, il faut un séjour de plus de quatre heures pour que l'état plus aqueux soit produit.

Ces savants ont constaté que le lait est plus riche en matières solides quand l'animal est nourri de betteraves rouges, qu'il est plus léger quand il mange des carottes, et qu'il est moyen quand la nourriture consiste en un mélange de luzerne et d'avoine. On avait déjà vu plus haut ce qui a lieu à l'occasion des betteraves et des carottes ; la citation que je viens de faire ne peut que le confirmer...

On s'est assuré que le lait de *première traite*, le premier extrait de la mamelle, donne au crémomètre de 5 à 10 degrés au maximum. Précieux enseignement à ne point oublier, et qui fera toute une révolution dans l'allaitement artificiel. Chacun le voit déjà, c'est ce premier lait qui s'éloigne le moins de celui de la femme : de 5 à 3, la distance est bien faible ; quelques pas encore, et il en sera au plus près ; ce qui est loin de vouloir dire cependant qu'il l'égalera jamais. C'est quelque chose de bien remarquable que dans ce pis, de même que dans un vase inerte, la crême s'accumule dans la partie la plus élevée...

Avant de soumettre un nouveau-né à l'allaitement artificiel, il faudra s'assurer au crémomètre combien ce lait de première traite présente de degrés. On conçoit que la modification qu'il sera nécessaire de lui faire subir devra varier en raison du nombre plus ou moins grand de ces degrés. Il faudra s'assurer également, à l'aide du papier de tournesol, si le lait est acide, neutre ou alcalin ; cette constatation est d'une grande importance.

Avant d'aller plus loin, avant de parler des recherches que j'ai faites, et des résultats que depuis de nombreuses années j'ai obtenus, je vais enregistrer ici plusieurs moyens à l'aide desquels on croit être arrivé à préparer un lait artificiel équivalant à celui de la femme...

Afin de ne plus laisser au hasard, ni à la volonté de chaque nourrice, la composition à donner au lait du nouveau-né, le plus ancien des conseils a été de couper le lait par moitié jusqu'au troisième ou quatrième mois... Des conseils plus récents ont demandé que dans le premier mois le lait fût coupé de *trois quarts* d'eau ; que dans les 2e, 3e et 4e mois il le fût des *deux tiers ;* qu'aux 5e, 6e, 7e et 8e mois, il fût coupé d'*un quart* d'eau seulement, et qu'à dater du 9e mois il fût donné pur.

Ces conseils ne manquent pas d'une certaine valeur assurément ; ils constituent même un premier progrès dans cette sorte d'allaitement. Mais si l'on opère de ces mélanges, et qu'on les étudie ensuite chimiquement ou au microscope, on voit sur-le-champ de combien encore on est loin de la composition du lait de la femme. Et puis, on ne paraît pas s'inquiéter le moins du monde si ces différents mélanges sont neutres, acides ou alcalins...

M. le docteur C. Meyer, considérant, lui aussi, que le lait de vache est moins aqueux et moins sucré que celui de la femme, tandis qu'il est plus riche en matières butyreuses et en caséum, il conseille d'ajouter à celui qui doit servir à l'alimentation du nouveau-né, une légère décoction d'arrow-root (1 drachme sur 16 onces d'eau — ou 4 grammes sur 500), et une petite quantité de sucre de lait.

Dans la première semaine qui suit la naissance, l'enfant consomme une partie de lait sur 2 parties de décoction d'arrow-root ; de la 10e à la 14e semaine, parties égales ; et, à partir de cette époque, 3 parties de lait sur une partie de la décoction féculente. Une cuillerée à café de sucre de lait est ajoutée au mélange.

Cette préparation fait faire un pas de plus

dans la bonne voie. Elle n'imite cependant que de bien loin encore le lait qu'on croit remplacer.

Le lait Meyer n'est pas rendu alcalin... En outre, dans les 8 premiers jours de la naissance, le lait de vache employé n'est coupé que de moitié ; s'il offre 20 degrés au crémomètre, il en a donc encore 10 : il est trois fois plus fort que celui de la femme : il ne peut donc remplir parfaitement les vues vers lesquelles on tend.

Le docteur Cumming propose de laisser reposer le lait de vache pendant quatre ou cinq heures, et d'en retirer le tiers supérieur ; les deux autres tiers, dit-il, contiennent, sur 1,000 parties, 54 parties de beurre, 38 de caséum, 53 de sucre et 855 d'eau. Par l'addition de 142 parties de sucre et de 1458 d'eau, on obtient, suivant ce médecin, un lait artificiel comparable au lait naturel de la femme...

Il doit y avoir erreur dans l'analyse que le docteur Cumming donne de son lait écrémé, qui se montre encore plus riche en beurre, en caséum et en sucre de lait que le lait de vache n'ayant subi aucune modification particulière.

D'après les analyses les plus récentes qui ont été faites du lait de vache, celui-ci contient 4,0 de beurre, 3,6 de caséum et 5,0 de sucre de lait. (Béclard.)

L'analyse du lait de femme, que je reproduis ici, donne 2,6 de beurre, 3,9 de caséum et 4,9 de sucre de lait.

Si maintenant on rapproche les analyses comparatives de ces deux laits, on voit que le mélange précité ne saurait atteindre le but. Quelle quantité d'eau ! quelle dissociation des principes constitutifs du lait! On pourra se rapprocher du lait de femme par la quantité de crème, mais le caséum y sera toujours par trop abondant, surtout pendant le premier mois de l'allaitement. Et puis, ce lait n'est pas alcalin, il faudrait cependant qu'il le fût.

M. Liebig a préconisé un lait de femme artificiel dont voici la composition.

Farine de blé............	14 grammes.
Poudre de Malt...........	14 grammes.
Bicarbonate de potasse.....	48 centigrammes.
Lait de vache............	140 grammes.

On mêle exactement la farine, le malt et le sel de potasse qui a pour but ici de rendre le lait de vache aussi alcalin que le lait de la femme. On y ajoute le lait et l'on place le tout sur un feu doux. Quand le mélange s'est épaissi, on le retire du feu, on le remue pendant cinq minutes, on le chauffe et on le remue encore jusqu'à ce qu'il soit devenu tout à fait fluide. On le fait enfin bouillir pendant quelques minutes, puis on le passe à travers un tamis. *(Journal de Médecine et de Chirurgie pratiques.)*

On le sait, l'amidon se transforme en sucre dans l'estomac pendant l'acte de la digestion, M. Liébig a pensé qu'on pouvait éviter à l'organisme le petit travail que nécessite cette métamorphose en opérant celle-ci préalablement par l'addition d'une certaine quantité de *malt* qui change l'amidon en sucre et en dextrine... La *diastase* opère de la même manière. Il résulte des recherches faites par M. Mialhe qu'un gramme de diastase salivaire solide, dissoute dans l'eau, peut transformer en sucre environ 2,000 grammes de fécule.

Dans la préparation ci-dessus, le bicarbonate de potasse, qui donne au produit un goût désagréable, serait très-avantageusement remplacé par le bicarbonate de soude. Les sels de soude font partie de nos humeurs, tous nos éléments organiques en contiennent, et il est d'observation que les préparations de soude sont beaucoup mieux supportées que les préparations de potasse. Seulement, la dose de 48 centigrammes pour 140 grammes de lait, n'est-elle pas un peu élevée ? Cette alimentation trop fréquemment répétée n'amènerait-elle pas une sorte de cachexie alcaline qui aurait ses dangers ? Ces deux questions méritent de fixer très-sérieusement l'attention. Le mélange de Liebig, du reste, jamais ne se rapprochera assez non plus du lait de la femme. Il offre une concentration plus que double de ce dernier ; il est d'une très difficile confection, et il me paraît bien certain qu'il doit être suivi de ces désordres digestifs, de ces selles vertes, etc., auxquelles succombent un si grand nombre de nouveau-nés...

Un savant, M. le docteur V. D. C., de Bruxelles, disait, il y a quelques jours, en parlant de cette composition : « Ce lait de femme artificiel est, au produit réel, ce qu'un cadavre est à un être vivant. » Il n'y a rien à ajouter après une pareille appréciation...

A mon tour, tirant partie du fait de l'appauvrissement du lait par son séjour dans la mamelle, et trouvant le lait de première traite trop riche encore pour le nouveau-né : voici les expériences auxquelles je me suis livré, et les résultats que j'en ai obtenus ; je les emprunte à mon opuscule : *Le Rachitisme et l'Alimentation.*

Je dois dire d'abord que je me suis servi du lait du matin préférablement à celui du soir ; on sait que ce dernier contient deux fois plus de beurre que le premier ; on sait aussi que dans le lait du soir le sucre de lait se trouve au maximum de sa quantité, qu'il y est plus abondant le matin, mais que c'est à midi qu'il s'y trouve dans son maximum.

J'ai plongé une petite bande de papier bleu de tournesol dans le lait de mes expériences; celui-ci offrait un léger degré d'acidité.

Au lactodensimètre, ce lait a donné 30° à la température de 15 degrés centigrades; abandonné pendant 24 heures dans le crêmomètre, il a marqué 12 degrés de crême. Il est donc bien loin de ce qu'il faut.

Le lait de la *première traite* provenant de la

même vache a donné 32 degrés et demi au lactodensimètre et celui de la dernière traite 26. Au crémomètre, ce dernier lait a marqué 20 degrés après 24 heures de repos, et celui de la première traite 6 degrés. On le voit, nous approchons. J'ai abandonné ce lait dans une chope pendant 24 heures ; à l'aide d'une cuillère j'en ai retiré le tiers supérieur je l'ai pesé, il a donné 34 degrés au lactodensimètre. J'ai remplacé le tiers du lait enlevé par un tiers d'eau de riz légère, il a marqué 22 degrés au pèse-lait ; j'y ai ajouté du sucre dans la proportion de 60 grammes par litre, et il a marqué 29 ; j'ai porté à l'ébullition pour faire *monter* le mélange ; après refroidissement, j'ai enlevé la couche membraneuse *de caséum* qui s'est formé à la surface, il a donné 34 degrés comme après l'écrémage au tiers ; j'ai ajouté 30 centigrammes de bicarbonate de soude par litre ; après 24 heures de séjour dans le crémomètre, il a marqué à peine 3 degrés. C'est 3 degrés cependant qu'il faut compter ; on sait que le lait qui a subi l'ébullition laisse monter une crème tout aussi riche, mais qui est moins volumineuse et plus tassée... Voilà donc, quant à la richesse du lait, le problème à peu près résolu, en est-il de même, au point de vue de la pratique? — Nous le verrons plus loin. — Il est à peine nécessaire d'ajouter que quand le lait donnera, par exemple, 10 degrés de crème, il faudra le laisser au repos un peu plus longtemps et l'écrémer plus profondément; de même qu'il conviendra de le laisser reposer moins longtemps et de l'écrémer moins profondément quand il n'en offrira que 5 ou 6 degrés... Avec quelques tâtonnements on arrivera aux 3 degrés voulus.

Je me suis servi d'eau de riz, seulement parce que j'en avais sous la main, l'eau d'orge et l'eau de gruau, etc., pourront lui être substituées. Ces décoctions légèrement féculentes me paraissent avoir leurs avantages sur l'eau ordinaire: les molécules féculents s'interposent entre les molécules du caséum, ce qui en facilite la digestion. Et puis, l'ébullition de l'eau présente un autre avantage; sous son influence les sels calcaires se précipitent. Dans bien des localités, les eaux sont surchargées d'une grande quantité de sulfate de chaux, qu'il importe d'éliminer. Si l'on veut rendre à l'eau l'oxygène que lui a fait perdre l'ébullition, chacun le sait, il suffit de la transvaser plusieurs fois à l'air, et d'assez haut.

Pour simplifier l'opération, et afin que la première femme venue n'éprouve pas le moindre embarras pour préparer son lait, voici la formule que je lui donne, et le *modus faciendi* qu'il lui faut suivre :

S'assurer d'abord avec une petite bande de papier de tournesol de l'état du lait pour savoir s'il est neutre, acide ou alcalin. Dans le dernier cas, on le sait, le papier doit être préalablement rougi au contact d'un peu d'eau acidifiée...

La formule ci-dessous est pour le lait d'acidité moyenne. Ce sont les plus nombreux.

Prenez un litre de lait de première traite; abandonnez-le pendant quatre heures dans un vase autant que possible un peu plus large du haut; retirez le tiers supérieur de ce lait, et remplacez ce tiers par une même quantité d'eau de riz, d'orge, etc.

Mesurez un litre de ce mélange, ajoutez-y 60 grammes de sucre et 50 centigrammes de bicarbonate de soude, mettez sur le feu, faites *monter*, retirez du feu, et quelques instants après enlevez la couche membraneuse *de caséum* qui se forme à la surface. Assurez-vous avec le papier rouge de tournesol que le lait ramènera celui-ci au bleu : donc, d'acide qu'il était, ce lait est redevenu alcalin.

Si le lait était neutre, 25 centigrammes de bicarbonate de soude suffirait ; s'il était alcalin, aucune addition bien entendu ne serait nécessaire.

L'eau de chaux à la dose de 5 ou 6 cuillerées à potage par litre de lait modifié ainsi que dessus, produira le même effet que le bicarbonate de soude. Il en serait encore de même de plusieurs autres alcalins, parmi lesquels le lactate de soude devrait être préféré...

C'est surtout pendant les trois premiers mois qu'il est absolument indispensable d'alcaliser le lait du nouveau-né. On se le rappelle, les glandes salivaires ne fonctionnent guère qu'à cette époque. Plus tard, si le lait est bien digéré, qu'aucun trouble digestif ne se manifeste, il devient inutile de continuer cette précaution ; on y revient cependant si besoin est...

Quand il faudra une atténuation plus grande

du caséum, il suffira de faire monter le lait à deux ou trois reprises différentes et de retirer chaque fois la couche membraneuse qui en recouvre la surface. On arrivera encore au même résultat en écumant plus ou moins le lait pendant l'ébullition...

Ma manière de faire préparer le lait destiné aux nouveau-nés me paraît très-rationnelle. Le lait de femme contient plus d'eau, plus de sucre de lait et moins de beurre et de caséum que le lait de vache. L'eau et le sucre ajoutés remplissent la première indication; l'écrémage et l'ébullition remplissent la seconde. On arrive au but, ou du moins on s'en rapproche le plus qu'il est possible.

Lorsque le lait est acide, il se coagule d'autant plus facilement dans l'estomac du jeune enfant que des acides en quantité considérable se développent dans ses organes digestifs sous l'influence du régime si contraire à sa santé auquel on le soumet; de là, je le répète, ces vomissements si fréquents, ces diarrhées parfois si considérables qui le font rester si longtemps chétifs quand il n'y succombe pas. L'alcalisation du lait pare, le plus ordinairement, à ces graves inconvénients. Quand c'est la diarrhée qui persiste, on remplace le bicarbonate de soude par le saccharate de chaux qui, alors, doit être préféré. La dose de ce dernier est aussi de 50 centigrammes par litre de lait.

Un autre inconvénient de la coagulation en masse du lait dans le canal digestif, c'est la constipation... On évite souvent cette constipation en épaississant le lait avec de la fleur de farine de froment ou avec de la farine d'avoine, ou bien encore en diminuant suffisamment la dose du caséum par l'ébullition.

On se le rappelle, le lait de la femme devient parfois acide, on le fait redevenir alcalin en ajoutant du bicarbonate de soude aux aliments de cette dernière; il serait on ne peut plus facile d'alcaliser de même le lait des vaches devant servir à l'alimentation du nouveau-né en faisant prendre matin et soir à ces vaches, dans un peu de son ou une provende quelconque, 4 grammes de ce sel alcalin : ce serait un excellent moyen à employer. Si le résultat n'était point obtenu, on augmenterait la dose de ce sel.

Je dois ajouter que, pour assurer davantage

encore le succès de ce genre d'allaitement, il faut que la vache qui doit devenir la nourrice d'un nouveau-né soit jeune, d'une bonne santé, bien nourrie, très-proprement tenue ; que son étable soit bien aérée et que son lait n'ait que deux ou trois mois, à dater du part...

J'ai voulu répéter les mêmes expériences que ci-dessus avec du lait de chèvre ; voici les résultats que j'ai pu enregistrer :

Un lait de chèvre m'a donné 32° 1/2 au lactodensimètre ; après 24 heures de repos dans le crémomètre il a marqué 4°. Celui de première traite a encore donné 32° 1/2, mais il n'a plus eu que 3° au crémomètre. Ce lait était neutre. Le lait le dernier trait a donné 31°, et 4° 1/2 au crémomètre.

Le lait d'une autre chèvre a donné 31° au lactodensimètre, et 3° au crémomètre ; la première traite a donné 35° 1/2, et 1° à peine au crémomètre, et le dernier trait a donné 32° 1/2 au lactodensimètre et 2° 1/2 de crème. Le lait de cette chèvre présentait un léger degré d'acidité...

Il est à remarquer que le lait de chèvre laisse moins vite monter sa crème que le lait de vache ; ainsi, le lait de la première chèvre qui, après 24 heures de repos, avait donné 4° 1/2 en a donné 8 après 48 heures ; et que celui de la seconde chèvre qui avait marqué 2° 1/2 en a marqué 4°.

Après 48 heures, le lait de vache ne marque que ce qu'il marquait après 24.

Sans la trop grande quantité de caséum du lait de chèvre (9 pour 100) sans son acide hircique, qui, assez fréquemment, détermine des diarrhées, il serait employé avec de grands avantages. Convenablement disposé, ce lait est loin d'être à dédaigner. Quand on veut en faire usage, il est bon de savoir que celui qui provient d'une chèvre blanche l'emporte notablement sur celui d'un animal au pelage foncé...

Tous les laits de vaches ne donneront pas constamment les mêmes résultats que celui que j'ai étudié. Il sera toujours facile de les approprier quand on en aura connu la richesse et les autres particularités...

Si les laits des vaches varient beaucoup dans leurs principes constitutifs, si les uns sont plus riches, les autres plus pauvres, ils varient aussi suivant que l'on étudie le lait d'une seule vache ou le lait réuni provenant de plusieurs. Le lait mélangé de plusieurs vaches marque au crémomètre de 10 à 14 degrés, et celui d'une seule vache de 7 à 20 et même davantage, ce fait est à considérer.

Contrairement à ce que l'on a généralement avancé sur ce point, je veux qu'on fasse monter le lait ; d'abord celui-ci se conserve mieux après l'ébullition ; cette ébullition permet de lui soustraire la quantité voulue de caséum , et puis, il est reconnu que ce lait se digère plus vite. En effet, le lait qui a bouilli se digère en 2 heures, tandis que le lait cru ne se digère qu'en 2 heures 15 minutes. (M. Beaumont.)

D'un autre côté, il résulte d'expériences faites par M. Devergie que dans certaines maladies épizootiques de la vache le lait est altéré, que ses globules, au lieu de rester isolés, sont agglomérés, mais que quand ce lait a subi l'ébullition, les agglomérations disparaissent. Ce fait, on le voit, ne manque pas d'importance, il peut, dans bien des circonstances, parer à de graves inconvénients.

On a dit que le lait, après refroidissement, c'est du lait mort; mais, que d'aliments se trouvent dans le même cas... Que peut-on manger de vivant? Tout cela, ce sont des mots, et rien que des mots; ce qui ne veut pas dire pour moi cependant que la chaleur naturelle du lait de la femme n'est pas préférable à la chaleur artificielle que nous communiquons au lait des animaux...

Je me hâte d'ajouter que la combinaison dont j'ai donné la formule et que je crois préférable aux autres laits artificiels préconisés est loin, bien loin encore de valoir le lait de la femme. Les principes constitutifs ne s'y trouveront jamais si parfaitement, si normalement combinés; tantôt le phosphate de chaux s'y trouvera en plus ou en moins, tantôt il sera plus ou moins bien alcalisé ; tout enfin se réunira pour qu'entre les deux laits la différence soit encore bien grande; la chimie vivante a des moyens que la science ne peut imiter que très imparfaitement... Il est vrai de dire pourtant que depuis plus de trente ans que je conseille cette combinaison quand force m'est absolument de recourir à l'allaitement artificiel , la mortalité est beaucoup moins grande que par l'usage du lait de traite entière où, sans autre modification que de le couper d'une plus ou moins grande quantité d'eau d'orge, de gruau ou de riz, ainsi qu'on le fait encore trop généralement.

Bien des fois, dans le cours de ma longue pratique, j'ai sauvé de pauvres petits êtres qui allaient succomber aux accidents dont était devenue la cause, la mauvaise manière de les alimenter, et cela, avec du lait de femme, quand il était possible de s'en procurer, et, dans les cas contraires, avec le lait artificiel tel que je l'ai indiqué plus haut. Je reviendrai sur ce point.

Dans le premier mois on prépare le lait de la manière que le veut la formule ; dans le second, on n'y ajoute plus d'eau ; dans les troisième, quatrième et cinquième mois, on ne l'écrème plus, on le donne tel que la première traite le fournit. A dater du sixième et jusqu'au neuvième, on emploie le lait de deuxième traite, qui est plus substantiel, qui contient une plus grande quantité de phosphate de chaux devenue alors plus nécessaire à cause du développement plus avancé. Arrivé à l'âge d'un an, le jeune enfant peut prendre le lait de la traite entière. Il est bien entendu qu'on n'en viendra au lait plus fort, plus nutritif, que si la force, la santé de l'enfant le permettent. Dans les cas contraires, on s'en tiendra au lait de première traite et à la formule indiquée tant que l'état des organes le nécessitera...

Bien des fois, dans les différentes localités où m'appelle l'exercice de la médecine, j'ai demandé à des fermières et à d'autres personnes ayant une ou plusieurs vaches : « Comment avez-vous élevé vos enfants ? » Un certain nombre d'entre elles m'ont répondu : Dans le courant de la journée, toutes les fois que mon enfant avait besoin de boire, j'allais traire la vache dont le lait lui était destiné, je mettais ce lait dans un biberon ou dans un verre, et je le lui faisais prendre ; je l'ai habitué à ne pas boire la nuit... Quand il criait par trop, je lui donnais un peu d'eau de gruau, ou tout simplement de l'eau sucrée... Seulement je lui donnais son lait très tard le soir, et le matin, j'étais très matinale pour lui donner sa nouvelle portion. »

Parmi celles de ces femmes qui élevaient leurs enfants au lait de chèvre, certaines me répondirent dans le même sens. C'était donc du lait de première traite que prenaient de la sorte tous ces enfants.

Avant de parler de la quantité de lait à donner chaque fois, voyons comment il convient de le faire prendre... Les uns le donnent à la cuillerée, les autres au verre, à la timbale, la majeure partie le font prendre dans un biberon, c'est, en effet, le meilleur moyen de l'administrer. Si la nature eût voulu que le lait fût pris dans une tasse, les femelles à lait n'auraient point de mamelles...

Le commerce fournit une foule de biberons qui, généralement, remplissent assez bien le but qu'on se propose. Il y a les biberons de Charrière, de Mathieu, de Thier, de Darbo, de Mlle Picard, de Burq, de Guilbert, de Ganet, de Leplanquais, etc., qui tous ont entre eux beaucoup de points de ressemblance. Je n'ai guère de préférence pour aucun de ces instruments. Cependant, si le biberon de Mathieu n'était pas d'un prix assez élevé, je l'adopterais. Il peut être tenu très-proprement et avec la plus grande facilité. Son mécanisme est très simple, la première personne venue peut de suite le faire convenablement fonctionner...

Le biberon le plus simple de tous consiste en une fiole dont le goulot est fermé par une éponge recouverte d'un morceau de mousseline solidement fixé au moyen d'un fil. On a aussi le biberon en verre qu'on trouve ici chez tous les épiciers. Chacun choisira selon sa position et sa convenance. L'important, c'est que l'instrument soit constamment tenu dans la plus exquise propreté : de cette condition dépend beaucoup aussi le succès de l'allaitement.

Dans un grand nombre d'endroits on se sert de biberons dits en étain, mais qui, le plus ordinairement, sont fabriqués avec un alliage de ce métal et de plomb. L'enfant n'a-t-il pas vidé son biberon, le lait y reste, devient aigre, attaque le plomb, se charge de lactate de ce dernier et se transforme en un violent poison : bon nombre de nouveau-nés succombent à cette cause sans même que l'on s'en soit nullement douté. Il ne faut jamais laisser séjourner le lait dans ces sortes de biberons; il vaudrait mieux les abandonner tout à fait, à moins d'avoir la certitude qu'ils ne renferment pas de plomb, ce que la chimie seule peut décider.

Mais quelle est la quantité de lait qu'il faut donner chaque fois au nouveau-né, et à quelle distance l'un de l'autre devront être faits chacun de ces petits repas? — La réponse à cette double question est toute faite dans ce qui a été dit à l'occasion de l'allaitement opéré soit par la mère, soit par la nourrice. La quantité de lait à faire ingérer au jeune enfant est d'une aussi grande importance que celle qui a trait à l'appropriation de ce lait... Ainsi, le nouveau-né prendra toutes les deux heures 30 grammes de lait pendant les quatre premiers jours, il en prendra 40 grammes les jours suivants ; à dater de la fin de la semaine, et, progressivement, on arrivera à lui en donner de 60 à 80 grammes pour terminer le premier mois. On augmentera peu à peu, et de manière qu'il en prenne 100 grammes à la fin du deuxième mois, ce qui, répété 10 fois dans les 24 heures arrivera à la consommation des 1,000 grammes voulus par Natalis Guillot. Seulement, arrivé au troisième mois, les biberons ne seront plus donnés que de trois en trois heures, mais, de façon cependant à employer un litre de lait par jour. On conçoit parfaitement que ce que je dis de cette quantité de lait n'est qu'une approximation que la nourrice saura modifier au besoin... Pour s'assurer de la quantité de lait que l'on donne, il faut, les premières fois, mesurer celui-ci à la cuillère, en le mettant dans le biberon. On évalue à 15 grammes une cuillerée de liquide...

Il est à peine nécessaire d'ajouter que, comme ici, il n'y a point encore de colostrum, on devra, dans les premiers jours de la naissance, mêler tout directement au lait le sirop de chicoré additionné d'eau, qui a été conseillé plus haut pour l'allaitement opéré par une nourrice, et suivre exactement les recommandations qui ont été faites...

CHAPITRE CINQUIÈME

ALIMENTATION SUPPLÉMENTAIRE. — TROUBLES FONCTIONNELS. — SEVRAGE.

A quelle époque faut-il ajouter au lait quelque substance plus nutritive? — La bouillie, ses avantages, ses inconvénients, sa préparation. — Variation dans les aliments. — Crème de pain, ses avantages. — Mie et croûte de pain, différence nutritive. — Le bouillon gras, dangers de son usage avec exclusion du lait; rachitisme; explication. — Troubles digestifs. — Indispensabilité de l'inspection journalière des matières des selles. — Entérite simple ou folliculeuse. — Sécrétion trop abondante du suc gastrique; dangers de cette sécrétion; action de ce suc sur la muqueuse intestinale. — Gastrite simple, gastrite gélatiniforme. — Remédier immédiatement aux désordres digestifs; ne pas attendre les selles vertes; quand celles-ci se manifestent appeler le médecin; neutraliser les acides qui les constituent. — Choléra infantile, médication à suivre. — A quelle époque et dans quelles conditions le sevrage doit-il être opéré? — Conseils. — Sevrage prématuré. — Sevrage tardif.

Quel que soit le genre d'allaitement auquel le jeune enfant aura été soumis, à quelle époque faudra-t-il ajouter au lait une substance plus nutritive? Tout dépend d'abord de l'état de santé, du développement de cet enfant, et, en même temps, de celui de la mère et de la nourrice, et de la quantité de lait dont ces dernières peuvent disposer pour lui...

Evidemment, quand les choses le permettront, plus on éloignera cette nourriture supplémentaire, plus les organes digestifs de l'enfant seront aptes à la supporter. L'âge de cinq ou six mois serait une époque convenable. Mais si la mère est fatiguée, si elle n'a pas un lait abondant, on pourra dès le troisième mois donner avec d'infinies précautions, un peu de bouillie bien faite, dont on étudiera l'effet. Je dirai plus loin en quoi cette étude devra plus particulièrement consister.

On commencera par cinq ou six cuillerées à café de bouillie données le matin, mais une seule fois par jour; cette bouillie sera bien cuite, *préparée avec du lait de première traite*, écrémé et alcalisé ou non suivant les cas. — Cette manière de faire est de la plus grande importance. — Et l'on adaptera pour la confection de cette bouillie, la fécule de pomme de terre ou une autre fécule dépourvue de gluten, telle que le tapioca, l'arrow-root, etc... On sait que l'absence de gluten rend la bouillie moins réfractaire, qu'elle réussit mieux dans ces premiers besoins de l'enfant. A la fin de la première semaine on donne le soir la même quantité de bouillie, si la première a réussi; on augmentera ensuite peu à peu la dose de cette bouillie. Si la diarrhée survenait et sans qu'il y eût rien de sérieux, à la fécule, on substituerait la fleur de riz, qui elle-même est de la fécule presque pure, mais que l'expérience a appris être mieux appropriée à cet état...

On arrivera peu à peu à la bouillie faite avec la farine de froment, à la panade, à la biscote, à la semoule, au vermicelle même, toutes substances beaucoup plus réfractaires, qu'il faudra manier avec une extrême réserve, et varier de temps en temps : il est d'observation que la variation des aliments est capitale dans l'alimentation, que l'on soit dans la première enfance ou dans toute autre période de la vie.

Je dois entrer ici dans quelques considérations sur la bouillie que les uns ont absolument proscrite, que d'autres ont prônée très haut.

La bouillie a rendu de grands services, de

même qu'elle a fait beaucoup de mal, ce qui explique la diversité d'opinions émises à son égard.

Les adversaires de la bouillie prétendent que les deux parties constituantes de cet aliment : le lait et la farine, le caséum et le gluten, sont tout à fait réfractaires à l'action digestive d'enfants dont les organes sont encore trop faibles pour les élaborer.

Les autres, s'inspirant de l'expérience et des données que la science leur fournit, trouvent, à leur tour, que le gluten change de nature, disparaît même par la coction; que le caséum si réfractaire, devient soluble par l'addition d'une fécule, est d'une digestion d'autant plus faible et d'autant plus complète, qu'entre les molécules qui lui sont propres, d'autres molécules se trouvent interposées et les divisent en plus petites parcelles. Les points de contact, se trouvant divisés à l'infini, le travail digestif s'opère avec une grande rapidité...

Quand la bouillie ne réussit pas, c'est parce qu'elle est mal cuite, qu'on ne l'a pas laissée bouillir assez longtemps, qu'elle est trop épaisse, qu'on la donne en trop grande quantité relativement à la puissance digestive des organes chargés de son élaboration... peut-être encore parce qu'elle a été préparée avec de la farine trop belle et trop épurée; point sur lequel je vais revenir dans un instant.

Loin d'être dangereuse, la bouillie peut faire beaucoup de bien : on l'a vue triompher de coliques, de diarrhées verdâtres que rien jusque là n'avait pu arrêter, et faire disparaître des matières des selles, des grumeaux de caséum, sur lesquels bientôt j'appellerai toute l'attention.

On sait que, chauffée à feu nu, mis sur des plaques de tôle, l'amidon se transforme *en dextrine*, devient très soluble. On pourra donc soumettre à cette sorte de torréfaction les fécules ou les farines ordinaires destinées à la préparation des bouillies.

Je connais bien des gens qui font roussir au four les farines devant servir pour les bouillies de leurs enfants : ils savent de tradition que les bouillies préparées avec ces farines cuites, comme ils le disent, réussissent beaucoup mieux que celles que l'on fait avec des farines ordinaires.

Il est une préparation qui, à cause des nombreux succès que j'en ai obtenus, me paraît mériter la préférence sur les bouillies et les autres préparations alimentaires destinées aux jeunes enfants : Je veux parler de la crème de pain.

Cette crème de pain se prépare avec de la mie de pain qu'on fait bouillir pendant une ou deux heures dans une suffisante quantité d'eau, et qu'on passe ensuite avec expression au travers d'un linge. On a alors une sorte de gelée qui se conserve pendant plusieurs jours dans un lieu frais, et qu'on ajoute au lait ou au bouillon gras selon les besoins du jeune enfant. Si la chose est nécessaire, on met un peu de bicarbonate ou de lactate de soude dans cette préparation...

Je le répète, le lait de première traite, que j'appelle lait numéro un, et la crème de pain, m'ont permis de sauver bien des enfants, qui, sans ce genre d'alimentation, eussent infailliblement succombé.

Nous venons de voir ce qui se passe dans la coction de la bouillie, relativement au gluten principalement ; le même résultat a lieu dans la préparation de cette crème de pain. Si l'on veut une atténuation plus grande du gluten, et par conséquent un aliment plus léger, on prolonge l'ébullition ; on peut la faire durer pendant deux heures. Mais quand l'enfant est devenu plus fort, qu'il a besoin d'une nourriture plus substantielle, on ne fera même plus bouillir pendant une heure : le gluten se trouverait en trop minime quantité...

Dans la préparation de cette crème de pain, le bon pain de ménage est, en tout, préférable au pain par trop blanc : ce dernier est dépourvu presque en entier d'un principe qui a la propriété de dissoudre le gluten, de saccharifier l'amidon, de rendre le pain beaucoup plus digestible et plus nourrissant. Ici, les raffinements du blutage ont entraîné ce principe fluidificateur avec le son. L'amidon domine par trop dans ces pains extra-blancs, et l'on sait que des animaux exclusivement nourris de pain blanc, dépérissent peu à peu et ne vivent guère au-delà du cinquantième jour, tandis que d'autres, de la même espèce, et dans de semblables conditions, nourris avec un pain semblable, mais mélangé de son, se portent à merveille, engraissent même beaucoup. On le voit, il est loin d'être indifférent de faire usage de tel pain ou de tel autre pain. Quand force cependant est de faire la crème de pain très-blanc, il faut mettre une petite quantité de son enfermé dans un nouet de linge pendant l'ébullition; le principe fluidificateur dont il vient d'être dit un mot, se trouve de la sorte restitué au pain qui en était privé...

Beaucoup de personnes, dans les classes aisées principalement, préparent à la biscote de croûte de pain, ou simplement à la croûte de pain, les panades, les potages au gras ou au lait de leurs jeunes enfants, dans la pensée où elles sont que la croûte de pain est beaucoup plus légère que la mie, c'est tout le contraire qui a lieu. Des chimistes très distingués ont établi que la croûte de pain contient de sept à huit parties d'azote pour cent, tandis que la mie n'en renferme que deux ou trois parties seulement. Il résulte des analyses faites par ces savants que le jus de viande en contient cinq ou six parties. La croûte de pain serait donc plus nutritive que la viande elle-même... Pour nous, il nous suffit d'avoir reproduit toute la différence qui existe entre les propriétés nutritives de la mie et de la croûte de pain. Au besoin, suivant les circonstances, on tirera partie de ce fait...

Un mot actuellement sur le bouillon gras :

Dans les grandes villes, la difficulté de se procurer de bon lait, porte les familles, les familles riches principalement, à donner du bouillon gras, des potages gras aux jeunes enfants, persuadées qu'elles sont, du reste, que le bouillon gras l'emporte de beaucoup sur le lait. Dès l'âge de trois ou quatre mois, on supprime le lait et on le remplace par le bouillon gras. Si ce bouillon est préparé avec les viandes des jeunes animaux, il est faible, gélatineux, très laxatif, occasionne fréquemment la diarrhée... S'il est préparé avec des viandes faites, il est trop fort, trop réfractaire à l'action des organes de la digestion.

Les enfants nourris au bouillon gras pourront, dans les premiers temps, continuer de se bien porter, même devenir gras, avoir beaucoup de fraîcheur. Mais tout cela ne dure que peu ; bientôt, ils pâlissent, leurs chairs deviennent molles, flasques, la force et la santé disparaissent, la colonne vertébrale se courbe, la poitrine se déforme, les jambes s'arquent : le rachitisme arrive à grands pas...

Le lait contient tous les éléments propres au jeune âge. Dans le bouillon gras où est le principe de la calorification? Il est dans les quelques yeux de graisse qui nagent à sa surface : c'est un peu plus que rien... Dans le bouillon gras, où est le phosphate de chaux, ce principe générateur des os? Il est dans les 80 centigrammes, comme je l'ai dit plus haut, par 1,000 grammes que l'analyse chimique en a retirés, tandis que, dans le lait de femme et dans celui de la vache, ce sel se trouve dans des proportions beaucoup plus considérables ; d'un côté quelques atômes seulement de phosphate de chaux; d'un autre côté des doses relativement énormes ; on s'explique donc aisément comment l'alimentation au bouillon gras amène le rachitisme...

On le sait, le lait se digère en 2 heures ou en 2 heures 15 minutes suivant qu'il a subi ou n'a pas subi l'ébullition ; les fécules bien cuites se digèrent en 2 heures 40 minutes, tandis que la soupe au bouillon gras, a besoin comme les viandes bouillies de 4 heures pour sa complète digestion. Quelle fatigue pour les organes digestifs! quelle perturbation dans la nutrition; quelle nouvelle cause pour le développement du rachitisme!...

Il est un fait capital dans l'alimentation des jeunes enfants, c'est la manière dont les organes accueillent cette alimentation. Aussi, est-il de toute indispensabilité d'en constater chaque jour les résultats.

Quand un enfant est allaité par sa mère, dans la presque unanimité des cas, les fonctions digestives s'opèrent à souhait. Quand il n'en est pas ainsi, c'est que le lait n'est pas un lait absolument normal, ou que le jeune enfant en absorbe une trop grande quantité chaque fois; d'où, principalement, des vomissements qui d'abord ne constituent pas une maladie, mais qui, à force d'être répétés, peuvent en amener une.

Quand le jeune enfant est allaité par une nourrice bien choisie, les choses se passent à peu près comme dans l'allaitement opéré par la mère. Mais quand le lait de la nourrice n'est pas en rapport avec l'état des organes digestifs du jeune enfant, quand surtout celui-ci est soumis à l'allaitement artificiel, des vomissements plus ou moins fréquents, plus ou moins dangereux peuvent avoir lieu... Mais, un phénomène constant se manifeste, que jamais il ne faut perdre de vue.

Quand les organes digestifs de l'enfant fonctionnent physiologiquement, les matières fécales sont homogènes, pâteuses, bien liées, ressemblent à des œufs brouillés ou à de la *polenta.* Quand, au contraire, l'alimentation est trop forte, mal appropriée, défectueuse, on remarque dans les matières des grumeaux blancs qui ne sont autre chose que du caséum coagulé et non digéré ; on y remarque aussi des grains de semoule qui n'ont subi dans le canal digestif aucune altération. Quand l'enfant est constipé, il rend des portions de caséum souvent très dures; quand il a de la diarrhée, le plus ordinairement, les matières deviennent mousseuses, vertes, acides; elles rougissent fortement le papier de tournesol : l'enfant est atteint d'entérite simple ou folliculeuse; le ventre se tympanise, les urines deviennent rares, et, je dois le consigner ici, cette diminution des urines est un symptôme très grave, car il est d'observation que parmi les très jeunes enfants ceux qui se portent le mieux sont ceux qui urinent le plus. Si le mal augmente, le diaphragme ne s'abaisse plus qu'avec une extrême difficulté, l'asphyxie se manifeste, la peau se refroidit, devient violacée, et le pauvre petit être succombe.

A l'autopsie, on constate la diffluence de la muqueuse, la tuméfaction des glandes, et la destruction totale en quelques points de la muqueuse elle-même.

On sait que les aliments qui se digèrent mal, ou qui ne se digèrent pas du tout, provoquent une abondante sécrétion du suc gastrique. Il résulte de cet excès de suc gastrique, qu'au lieu de matériaux nutritifs, le canal intestinal se trouve rempli de liquides acides extrêmement nuisibles, et qui finissent par devenir la source des accidents les plus meurtriers.

D'autres fois, c'est la gastrite ordinaire, ou la gastrite gélatiniforme qui tue. Lorsque l'inflammation est franche, les matières des vomissements sont blanches, incolores, muqueuses; ces matières deviennent vertes quand à l'inflammation de l'estomac vient se joindre celle de l'intestin grêle. Mais, lorsqu'elles ont un aspect muqueux, sâle, grisâtre, qu'elles présentent des stries brunâtres, il y a ramollissement gélatiniforme de l'estomac, dont le siége, le plus ordinairement, est le grand cul-de-sac de cet organe. Enfin, si les vomituritions sont de couleur lie de vin, mélangées de grains noirs, c'est que la gangrène va terminer la scène épouvantable que l'on a sous les yeux.

Il y a encore l'ictère qui compte parmi ses différentes causes la vicieuse alimentation des enfants nouveau-nés et qui en fait succomber un grand nombre.

Quand le jeune enfant résiste aux causes de destruction, dont un mot vient d'être dit; quand, après avoir longtemps lutté contre un allaitement artificiel mal entendu, le plus ordinairement, trop substantiel et trop abondant, il prend de l'accroissement, il finit très souvent par devenir pléthorique : alors, il se trouve en proie aux congestions pulmonaires, aux congestions cérébrales, aux éruptions cutanées les plus rebelles et les plus dégoûtantes; bien des fois, il succombe à des convulsions, à des premières déviations fonctionnelles qui se seront produites, qu'elle appelle vite son médecin, elle ne regrettera jamais de l'avoir appelé trop tôt ; elle gémira toute sa vie de l'avoir demandé trop tard...

Il est absolument indispensable que toutes les mères soient initiées à l'étude si nécessaire des troubles digestifs dont il vient d'être question, et des moyens d'y remédier tout aussitôt qu'ils se manifestent. Je le répète, cette étude peut éviter les plus grands malheurs comme elle peut donner les plus beaux résultats. C'est parce que l'on méconnaît les légères manifestations morbides pour lesquelles pas une mère ne songe à réclamer le conseil de son médecin, manifestations auxquelles même elle ne fait pas la moindre attention, que les maladies les plus graves surgissent, qui enlèvent des masses de petits enfants.

Que de fois n'a-t-on pas vu de jeunes enfants avoir de la diarrhée, des selles vertes, et, quelques jours après, *un choléra infantile* qui les enlève. Pourtant, si, aussitôt l'apparition de ces selles vertes, qui sont d'une extrême acidité, on eût suspendu le lait de la mère ou le lait

artificiel, et les aliments cités plus haut dont ces laits sont toujours accompagnés; si, en même temps, on eût fait prendre à l'enfant de l'eau de Vichy, ou de l'eau de chaux en boisson ou en lavement, ou bien de l'eau dans laquelle on eût pilé de la craie ordinaire ; si l'on eût fait usage du sous-nitrate de bismuth, etc., on eût sauvé le plus grand nombre de ces enfants...

En Angleterre, Harris est le premier qui ait bien apprécié le rôle dangereux que les acides jouent dans les premières voies, et l'indispensabilité qu'il y a d'en saturer l'excès par l'emploi des alcalins. Ayant eu à traiter un enfant du Roi, il le guérit avec de la poudre de perles, qui, comme on le sait n'est autre chose que du carbonate de chaux. Nos remèdes aujourd'hui sont moins aristocratiques, mais ils ne sont pas moins efficaces...

Quand la chose est possible, il faut substituer le lait de femme au lait de vache ou au lait de chèvre, quand le jeune enfant est nourri de l'un ou de l'autre de ces laits; et, dans des cas d'une extrême gravité, alors même que tout paraît perdu, l'emploi de ce lait, auquel on ajoute au besoin de l'eau de Vichy ou celui d'un ou de plusieurs des autres moyens précités, donnent des succès auxquels certes, on n'avait pas espéré atteindre; ce point de pratique est de la plus extrême importance.

L'eau albumineuse, la décoction blanche de Sydonnaux seront conseillées quand il ne sera pas possible de se procurer le lait voulu... Quand on reviendra au lait dont on faisait usage, il faudra de toute nécessité l'alcaliser.

L'eau de Vichy, administrée en boisson ou en lavement, devra être tiède afin qu'elle ne contienne plus d'acide carbonique... Le bain de moutarde, lorsqu'il y a refroidissement, et les sinapismes promenés sur la région épigastrique dans les cas de vomissements opiniâtres, sont d'excellents moyens dont il ne faut pas négliger l'emploi.

Quand on a lieu de croire que le bicarbonate de soude ou l'eau de Vichy que l'on ajoute au lait se trouve absorbé avant d'être parvenu au siége probable de la lésion morbide, on leur substitue la poudre d'yeux d'écrevisses (carbonate de chaux) ou le sous-nitrate de bismuth, qui est surtout le moyen par excellence dans les diarrhées chroniques accompagnées d'ulcérations; seulement alors, il faut l'employer à haute dose : 1 gramme 50 cent., trois fois par jour.

On voit des nouveau-nés, on voit de jeunes nourrissons mourir d'*inanition* au milieu de la nourriture la plus abondante, et souvent même à cause de cette abondance. Ces petits êtres vomissent chaque fois à peu près tout ce qu'ils prennent. Souvent c'est l'acidité du lait qui est la cause principale de ces vomissements. Comme je l'ai déjà dit, alcalisez leur lait, ajoutez quelque sel alcalin à celui de la nourrice, par l'intermédiaire de ses aliments, et les vomissements cessent. Si le lait est pris en trop grande quantité, laissez téter moins longtemps ou donnez moins de lait à la fois. J'ai vu dans des cas d'une extrême gravité la pepsine, et surtout la pepsine *liquide acidifiée* donner les plus beaux résultats. C'est principalement chez les nouveau-nés atteints de *faiblesse congénitale*, avec arrêt de développement de l'appareil digestif, vomissements incessants, et souvent aussi diarrhée intense que la pepsine a été utilisée. J'ai obtenu de bien beaux succès à l'aide du sirop de pepsine de Besson à la dose d'une cuillerée à thé ou à café immédiatement avant de donner à téter. Les désordres digestifs ont parfois disparu comme par enchantement.

Beaucoup de physiologistes enseignent que la pepsine perd complètement ses propriétés par le seul fait de la dessication ; c'est ce qui m'a fait préférer la préparation dont je me suis servi.

Si réellement la pepsine desséchée perd la majeure partie ou la totalité de ses propriétés, c'est à de nouvelles expériences à se prononcer positivement sur ce point. Il serait fâcheux que l'on continuât de prescrire des préparations de pepsine qui ne seraient que des produits inertes ; de même qu'il ne faudrait pas que les vins, les élixirs, les pastilles, les poudres de pepsine, etc., fussent abandonnés si leurs propriétés sont exactement ce qu'en disent ceux qui les annoncent.

Aujourd'hui le café au lait et le chocolat se généralisent de plus en plus par le déjeuner des femmes ; et celles qui sont devenues mères croient faire le plus grand bien à leurs enfants en leur faisant partager leur déjeuner. Ces mères sont dans une grave erreur. Le café est trop excitant pour l'organisme des jeunes enfants, et le chocolat, même le meilleur, peut faire beaucoup de mal également. Les chocolats communs sont plus dangereux encore à cause des substances indigestes qu'ils renferment. Que les mères s'abstiennent donc de ces déjeuners pour leurs trop jeunes enfants...

A quel âge, à quelle époque et dans quelles conditions le sevrage doit-il être opéré?...

Si l'on interroge la nature sur cette question d'une extrême importance, celle-ci vous répond : le sevrage ne doit avoir lieu que quand le jeune enfant a assez de dents pour broyer les aliments : ces dents doivent être alors au nombre de seize : quatre incisives, deux canines et deux malaises à chacune de ses mâchoires ; généralement alors, il a atteint l'âge de 22 à 24 mois... Si l'on s'en rapporte à la science, elle vous fait la même réponse... Mais, qu'il y a loin de ces deux réponses à ce qui se passe à peu près partout, et de la part de tous. Aussi, que de jeunes enfants succombent au sevrage prématuré ; et de combien de maladies ce sevrage devient la source !... Mais, me dira-t-on, cette époque de 20 à 24 mois est bien loin, une infinité de femmes ne sauraient l'atteindre, le lait leur fera défaut bien auparavant; ou bien, ces femmes sont trop délicates, trop faibles pour prolonger autant la lactation ; elles s'épuiseraient, elles moureraient à la peine. Toutes ces circonstances atténuantes ont leur portée ; prises en considération, elles amènent les modifications que voici :

L'enfant est d'une bonne santé, il digère bien les aliments supplémentaires en petite quantité qu'on lui a donnés, il a 6 ou 8 mois, un groupe de deux dents vient de percer les gencives de sa mâchoire inférieure, et ces dents ont poussé sans le moindre accident. Il faut sevrer de nuit si depuis longtemps déjà la chose n'est pas faite, donner moins souvent à téter dans le jour et augmenter avec les précautions voulues, la quantité de bouillie, de crême de pain, etc., à laquelle on l'avait soumis. Après six semaines, deux et trois mois environ, un autre groupe de deux dents apparaît à la mâchoire supérieure, et ce nouveau groupe n'a point non plus amené d'accidents. On s'enhardit de plus en plus, on augmente chaque jour la nourriture de son enfant, on ne lui présente plus le sein que deux ou trois fois, et l'on arrive au but. Il est bon cependant de ne cesser entièrement l'allaitement que quand l'enfant a huit dents; il a généralement alors de 11 mois à 1 an. Le sevrage approcherait encore davantage du sevrage physiologique si le jeune enfant avait douze dents. On comprendra parfaitement, du reste, que les dates que je viens de tracer ne sont que des approximations dont le médecin seul doit rester le juge. Donc, jamais le sevrage ne sera opéré sans qu'au préalable on ait pris son avis. Cette sage mesure diminuerait considérablement la mortalité des enfants à cette époque de leur vie...

Un fait très important à noter pour la pratique, c'est que quand la dentition commence de bonne heure elle sera longue, donc, il faut bien se garder de sevrer trop tôt : on doit craindre une dentition difficile, orageuse peut-être; on a vu des enfants de 4 mois avoir deux dents et ne pousser les autres qu'après le douzième. Si l'ordre de la sortie des dents se trouve interverti, des accidents sont à redouter encore, et les mêmes précautions doivent être prises ; il faut sevrer très tard.

Quand force est de sevrer de bonne heure, jamais il ne faut le faire lorsque les dents ne sont pas en *nombre pair*. Il y a entre l'apparition de chaque groupe dentaire un intervalle de six semaines, de deux, de trois, et même de quatre mois, que constamment il faut saisir pour entièrement priver du sein le jeune enfant. C'est dans ces sevrages qui sont par trop en contradiction avec les vues de la nature que les accidents les plus formidables peuvent surgir. Les diarrhées interminables, l'affection désignée sous le nom de choléra infantile, qui n'est peut-être autre chose que la gastrite gélatiniforme dont il a été question plus haut. Mais ici le nom ne fait rien à la chose, c'est toujours une maladie à peu près constamment mortelle que l'on a sous les yeux. Quand les accidents sont moins graves, le jeune enfant devient rachitique ou bien scrofuleux, etc... Dans la prévision d'un sevrage prématuré, et, pour obtenir, du reste, un sevrage plus facile, lorsque la mère voit diminuer son lait, elle doit deux ou trois fois le jour, y suppléer par le lait artificiel dont il a été question, puis donner d'un lait plus substantiel, du lait de deuxième traite par exemple, et enfin du lait de la traite entière légèrement additionné d'eau. De cette manière, on arrive avec moins de transition aux aliments plus forts, et par conséquent plus réfractaires.

Dans les mêmes prévisions, on habitue le jeune enfant à sucer des os de pigeon ou de poulet, même de petits morceaux de pain desséchés au feu...

Si le sevrage opéré trop tôt est extrêmement nuisible au jeune enfant, l'allaitement trop longtemps prolongé a aussi ses dangers. Lorsque le lait de la mère est trop vieux, il est privé de ses principes les plus nutritifs, l'enfant dépérit, ses chairs deviennent molles et très souvent les os aussi : autre cause de rachitisme.

Quand le jeune enfant refuse les autres aliments qu'on lui présente parce qu'il est trop porté pour le sein, on le détourne aisément de celui-ci en enduisant le mamelon d'une solution de sulfate de quinine, d'un peu de moutarde, ou de quelque substance analogue, le subterfuge réussit on ne peut mieux, et les aliments sont acceptés.

Lorsque le sevrage est résolu, que depuis un certain temps déjà l'enfant ne prend plus le sein qu'à de rares intervalles, il faut l'en priver tout à fait. La mère cesse de se montrer pendant plusieurs jours à cet enfant, et il ne tarde pas à ne plus penser au sein.

On donnera à l'enfant des potages gras, des jus de viande, un peu de poisson, un œuf à la coque, etc... On rougira quelque peu l'eau sucrée qui constituait sa boisson, ou bien on ajoutera à cette eau un peu de cidre ou de bière, suivant les habitudes du pays; et, petit à petit, on arrivera à rendre cette boisson un peu plus active, suivant que les circonstances le demanderont.

On le sait, la saison des grandes chaleurs prédispose aux vomissements, aux diarrhées, aux maladies de l'estomac, à celles des intestins ; on le sait aussi, la saison des grands froids amène des bronchites, des affections pulmonaires. C'est donc une des saisons intermédiaires, — le printemps ou l'automne, — qu'il faudra préférer, toutes les fois que la chose se pourra... Je ne m'étendrai pas davantage sur ce sujet ; les considérations qui le précèdent suppléeront facilement à ce que j'aurai omis.

CHAPITRE SIXIÈME

UN MOT DE COMPARAISON ENTRE L'ALLAITEMENT NATUREL ET L'ALLAITEMENT ARTIFICIEL.

L'allaitement naturel a tous les avantages ; l'allaitement artificiel tous les dangers. — L'allaitement naturel coûte moins cher que l'allaitement artificiel. — Le premier doit être universellement employé ; le second, tel qu'on le pratique aujourd'hui, universellement proscrit. — Chiffres d'une éloquence souveraine comme juges irréfragables de la question de l'allaitement à préférer. — Quelques considérations d'avenir relatives à l'allaitement artificiel.

Il ne me paraît pas nécessaire de disserter longuement ici sur la comparaison de l'allaitement naturel et de l'allaitement artificiel.

Ainsi que je l'ai établi dans ce travail, et que tous les observateurs l'ont dit avant moi, l'allaitement naturel a tous les avantages... S'il est opéré par la mère elle-même, le lait provient du sang dont, jusqu'à sa naissance, le fœtus a été nourri. Ce lait a l'âge qu'il faut pour le nouveau-né, il renferme le colostrum qui lui est nécessaire; dans l'immense majorité des cas, il n'est ni trop riche, ni trop pauvre; sa chaleur est la chaleur normale, il n'arrive pas trop rapidement, pas trop abondamment dans la bouche de l'enfant; l'estomac et les intestins le supportent à souhait; à mesure que l'enfant forcit, ce lait devient lui-même plus substantiel ; il est là, constamment sous la main, toujours prêt à satisfaire aux besoins du jeune enfant, et sans préparation aucune : la nature a tout prévu.

Avec ce lait, point de ces vomissements, ni de ces diarrhées mortelles, point de ces pléthores, de ces inflammations qui tuent; la santé est bonne, l'enfant se développe à ravir, il est frais, vermeil, ses membres sont droits, solides, il reste parfaitement conformé, il fait l'admiration de tous, et il franchit sans accidents les phases si difficiles des deux premières années de la vie. C'est ce qui arrive du moins dans la presque totalité des cas.

A part les inconvénients que j'ai signalés, et

qui aussi sont généralement reconnus, le lait d'une bonne nourrice peut, sinon opérer tout à fait le même bien que le lait de la mère, donner du moins de très beaux résultats. Je ne reviens pas sur ces précautions qu'il est indispensable de prendre quand on a dû recourir à ce lait : personne ne les a oubliées. Les mauvaises nourrices, je n'en parle pas, chacun sait ce que l'on doit en faire.

Pour ce qui est de l'allaitement artificiel, qu'en dirai-je que déjà l'on n'aie prévu? c'est un genre d'alimentation qu'il faudrait absolument abandonner; rien ne vient militer en sa faveur... Il enlève chaque année aux familles, à la société, à l'Etat des milliers de pauvres petits êtres qui ne demandaient pas mieux que de venir ; et il est à remarquer que ceux qui échappent à la mort, restent faibles, nerveux, rachitiques, scrofuleux pour le reste de la vie... Et puis, que de tracas, que de tâtonnements, que de soucis, que de peines, que de larmes et que de coût!... Je n'hésite pas à le dire, et même à le proclamer bien haut : l'allaitement artificiel entraîne à de plus grands frais que l'allaitement opéré par une nourrice.

Chacun avec moi peut établir le petit mémoire de ces frais.

Un litre de lait par jour, à 20 centimes. . . .	6 fr. »»
Deux kilogrammes de sucre par mois	3 fr. 20
Orge perlé, riz, etc., pour couper le lait . . .	0 fr. 50
Savon.	0 fr. 60
24 jours de travail de perdus, obligée qu'est la mère de les consacrer aux soins nécessaires au jeune enfant. Comptez le jour à 75 centimes seulement, soit	18 fr. »»
Total. . . .	28 fr. 30

Je ne parle ni du bois, ni du charbon, ni du bicarbonate de soude ; je ne parle pas non plus des aliments supplémentaires qu'il faudra donner plus tard, et qui, assurément, feront monter la dépense à plus de 30 francs. Or, on a une nourrice pour 18 à 20 francs par mois, c'est donc encore un bénéfice de 10 à 12 francs que s'assure une ouvrière en mettant son enfant en nourrice plutôt que de l'élever elle-même au lait étranger. Cet enfant lui reviendrait bien portant, tandis que chez elle la mort planera incessamment au-dessus du petit berceau, bien souvent, elle le couvrira de deuil; et, cela, quel que soit le lait dont elle se sera servi, et, quelque méthodiquement que celui-ci se trouvera préparé. Toujours ce lait sera plus ou moins chargé de ses principes constitutifs ; son alcalinité sera plus ou moins près de celle du lait de femme, son caséum, son phosphate de chaux, etc., seront aussi plus ou moins en rapport avec le sein ; il imitera celui de la femme, il ne la représentera jamais complètement.

Que l'allaitement artificiel tel qu'on le pratique aujourd'hui, se trouve donc absolument proscrit... En le modifiant convenablement, qu'on ne le mette même en usage que dans les cas d'impossibilité de se procurer une nourrice convenable, et, dans ceux, ou par un vice de conformation, un bec de lièvre avec division de l'arcade dentaire et du palais, etc., la prise du sein est impossible ou dangereuse ; et, toujours, avec la condition indispensable que ce genre d'allaitement ait lieu à la campagne, et se trouve secondé par l'hygiène la mieux entendue. Dans les villes, il ne réussit presque jamais.

Je termine par les chiffres suivants, qui, de suite, tranchent, résolvent la question que l'on s'efforce d'élucider, et qu'il importe de faire connaître à tous....

En France, la mortalité générale est d'environ 16 pour cent. (Bouchut, Foussagrive, Husson.) Cette mortalité s'abaisse à 10 pour cent pour les enfants élevés au sein de leur mère ; tandis que, par la mise en nourrice chez des femmes prises au hasard, elle peut s'élever jusqu'à 55 pour cent. (Benoiton, de Châteauneuf, Béclard.) Beaucoup de ces nourrices, sans aucun doute, élèvent ces enfants au petit pot, les gorgent *d'aliments prématurés*, et, dans quelles conditions d'hygiène, bon Dieu !

Chez les nourrices choisies par l'administration, la mortalité descend à 29 (Bouchat), d'autres praticiens ont évalué cette mortalité de 30 à 35, et même à 90 p. 100!!!

L'allaitement artificiel dans des établissements spéciaux, fait élever la mortalité des nouveau-nés à 80-90 pour cent!!! (l'abbé Gaillard de Tours, Foussagrive, etc.)

En Normandie, chez des nourrices particulières, où l'allaitement a lieu au lait étranger, la mortalité n'est jamais moindre que de 30 pour cent. (Dr Denis-Dumont...)

M. Brochard qui exerce dans un département où l'industrie nourricière est très répandue, rapporte que pendant les années 1858 et 1859, en dehors de toute influence épidémique, il y eut dans les quatre cantons de Nogent-le-Rotrou 735 décès pour 1775 nourrissons *des bureaux libres*, et 113 décès seulement pour les 651 nourrissons *du bureau de l'administration* qui les fait surveiller partout.

Quand les nouveau-nés sont placés par certains bureaux, par quelques sages-femmes et différents courtiers-marrons, et que ces pauvres petits êtres ne sont l'objet d'aucune surveillance, leur mortalité peut être de 12 sur 14 ; on a vu la mort les enlever tous dans un certain nombre de localités !...

Selon les calculs de M. Brochard, la proportion générale de la mortalité pour l'ensemble des nourrissons de Paris envoyés annuellement dans les départements, est de 15,000 sur 20, c'est-à-dire des TROIS QUARTS !!!

Tout récemment (séance de l'Académie du 23 octobre dernier), M. Husson, directeur de l'Assistance publique, a lu un remarquable mémoire d'où j'extrais la statistique suivante, qui ne peut qu'ajouter un nouveau poids aux statistiques que je viens de reproduire...

La direction des nourrices surveille environ 4,000 enfants ; elle opère des placements dans cinq départements seulement, qui sont : l'Aisne, l'Orne, la Somme, l'Yonne et l'Eure-et-Loire.

La mortalité moyenne de ces pupilles pour l'âge déjà indiqué, de 1 jour à 1 an, est d'environ 30 pour cent.

Mais si l'on recherche ce qu'est la mortalité dans les neuf départements qui, en dehors de la Seine, sont classés comme ceux où l'on compte le plus grand nombre d'enfants trouvés, la proportion atteint un chiffre désolant. Le tableau qui suit s'applique à l'année 1860.

Mortalité des enfants assistés de 1 jour à 1 an.

Loire-Inférieure	90, 50	p. 100.
Seine-Inférieure	87, 36	—
Eure	78, 12	—
Calvados	78, 09	—
Aube	70, 27	—
Seine-et-Oise	69, 28	—
Côte-d'Or	66, 46	—
Indre-et-Loire	62, 16	—
Manche	58, 66	—

Ainsi, pour la Loire-Inférieure, il est mort plus de 9 enfants sur 10 !

M. Husson montre encore que les petits normands succombent dans la proportion navrante de 73 à 87 pour cent, grâce à l'alimentation dite au *petit pot*...

Une observation doit trouver place ici.

Si la mortalité moyenne est à peu près d'un sixième pour les enfants de un jour à un an, cette mortalité ne saurait être considérée cependant comme la mortalité normale ; dans un de nos départements, le département de la Creuse, elle n'est que de 11 pour cent, ainsi que le prouvent des statistiques multipliées et faites avec les soins les plus scrupuleux... Il faudrait s'efforcer partout d'arriver à de pareils résultats, et la chose, sans aucun doute, n'est pas impossible. Pourquoi le département de la Creuse jouirait-il donc d'un pareil privilége?...

On le voit, quand les mères allaitent elles-mêmes leurs nouveau-nés, la mortalité de ceux-ci n'est généralement que de 10 à 17 pour cent ; quand ces enfants sont envoyés en nourrice, cette mortalité est de 30 à 35 et même de 90 pour cent ; et quand ils sont élevés au petit pot ou au biberon, ils meurent dans des proportions beaucoup plus considérables encore suivant les départements et les localités...

En constatant de pareils résultats, on ne saurait donc trop répéter aux femmes : « Mères, élevez vos enfants avec votre lait, vous aurez rempli le vœu de la nature, et conservé à vos cœurs, à vos familles et au pays des masses de petits êtres contre lesquels la mort désormais se trouvera complètement désarmée. »

En présence des chiffres ci-dessus dont l'éloquence doit porter la conviction partout, et dont la source doit être sacrée pour tous, je pourrais déposer la plume, et clore ici mon travail ; c'est aussi ce que je ferais, si, comme je l'ai dit en commençant, je ne voulais y ajouter quelques considérations sur l'hygiène de l'enfant à la mamelle; hygiène tout aussi nécessaire que l'alimentation ; et, si, avant de laisser ce chapitre, je ne voulais l'augmenter des quelques considérations d'avenir que voici :

Après avoir frappé d'une complète proscription l'allaitement artificiel, à cause de l'effrayante mortalité à laquelle il donne lieu jusqu'à nos jours, doit-on donc désespérer d'arriver à mieux? La science peut de plus en plus à mesure qu'elle grandit...

Il serait à désirer qu'on répétât sur une grande échelle, les laits étrangers que dans ces derniers temps on a plus particulièrement préconisés, et, en les modifiant au besoin... Il serait à désirer qu'on essayât de même celui qui, nombre de fois, m'a fourni de si beaux résultats, dans les localités où il m'a été donné de le mettre en usage. Si partout les succès étaient ce qu'on les voudrait voir, soit avec l'une, soit avec l'autre des formules précitées, ou avec une autre formule que l'on reconnaîtrait préférable encore, l'allaitement artificiel deviendrait une grande ressource à cause de la difficulté de plus en plus grande qu'il y a de se procurer des nourrices telles qu'il les faudrait, des nourrices qui, par elles-mêmes, par la quantité et les qualités de leur lait, les conditions hygiéniques dans lesquelles elles se trouvent, la somme de sollicitude dont on les juge capables, etc., donnent, au moins, aux familles toutes les garanties nécessaires à leur sécurité, à l'accomplissement de la haute mission que celles-ci leur demandent de religieusement remplir... Que la science dise donc son dernier mot sur le mode à suivre pour que l'allaitement artificiel devienne presque l'égal de l'allaitement naturel : elle aura, une fois de plus, rendu un immense service à l'humanité!...

Je dois répéter en terminant que, durant ma longue pratique, j'ai toujours considéré comme l'habitude la plus dangereuse d'administrer trop tôt des aliments : bouillie, soupes, panades, au lait étranger ou au lait de femmes que prennent les nouveau-nés ; cette addition est assurément la plus grande cause de la mortalité des nourrissons et des enfants élevés au biberon.

Si chaque femme qui élève un enfant était éclairée sur ce point, la mortalité descendrait de beaucoup... Je viens de voir avec bonheur que plusieurs praticiens, parmi lesquels figure M. Jules Guérin, ont appelé toute l'attention de l'Académie sur la cause de mortalité que je reproduis ici...

Il est positif, en effet, pour quiconque se donne la peine d'observer que, dans l'allaitement artificiel, la mortalité est d'autant plus grande que les conditions hygiéniques laissent le plus à désirer, et que surtout, des aliments supplémentaires sont donnés plus tôt et en plus grande quantité. Ces circonstances expliquent donc la différence que l'on trouve dans les statistiques relatives à la mortalité constatée dans ce genre d'alimentation. Là où le lait est donné à peu près à l'exclusion de toute autre substance alimentaire, le chiffre de cette mortalité est beaucoup plus bas que dans les localités où l'on agit autrement. On ne saurait trop insister sur un pareil fait...

Tout récemment, deux observateurs très-distingués ont proposé le système des *pesées obligatoires* : voici comme ces messieurs s'expriment à cette occasion : « 1° Lorsqu'un enfant sera confié à une nourrice, il sera pesé et son poids sera inscrit sur son bulletin ; lorsque la nourrice arrivera dans sa commune, elle remettra à l'employé de l'autorité ce bulletin, qui sera transcrit sur un registre spécial. 2° Toutes les semaines, un médecin-inspecteur se rendra auprès de l'autorité, et les nourrices devront toutes présenter leur enfant, qui sera pesé, et dont le poids sera mentionné de nouveau sur le registre susdit. S'il y a diminution, le médecin s'enquerra de la cause, et jugera si c'est à une maladie, à un défaut des soins ou à un vice d'alimentation qu'on doit l'attribuer. » (MM. Odier et Blache.) Evidemment, les conseils ci-dessus seraient suivis des plus beaux résultats s'ils étaient plus facilement réalisables. Un conseil qui rentrerait dans le même cadre et que je recommanderais de mon côté avec Natalis Guyot et les docteurs Hervieux et Bouchut, ce serait *la pesée* de la quantité de lait que la nourrice fournit dans les 24 heures à son nourrisson, et *la certitude acquise* que l'enfant de cette nourrice est sevré, et que tout son lait est ingéré par le petit être auquel seul désormais il doit appartenir...

CHAPITRE SEPTIÈME

HYGIÈNE DE L'ENFANT A LA MAMELLE.

Maillot ancien. — Maillot nouveau. — Maillot anglais. — Le berceau ; les rideaux ; la chambre à coucher. — Eviter le strabisme. — Les matelas. — Les grands froids. — Le baptême. — Les bains ; les lotions. — Les rougeurs, les excoriations. — La crasse de la tête ; hygiène de cette partie. — Le sommeil du nouveau-né ; sa durée. — L'enfant doit être net de très bonne heure. — Les sorties du jeune enfant. — Ne pas trop le couvrir. — Ses premiers vêtements. — La vaccination. — Façonner l'esprit et le cœur des jeunes enfants.

Je ne répéterai pas ici que le nouveau-né doit, selon la saison, être enveloppé de langes de laine ou de coton, tout le monde sait cela. Je ne reviendrai pas non plus sur le conseil de le placer dans son berceau et non auprès de la mère dès qu'il sera emmaillotté ; on n'a pas oublié l'importance de ce conseil.

Par le mot emmaillotté que je viens de prononcer, on comprend très bien que ma pensée est loin du maillot ancien, de cette torture à laquelle jadis on soumettait de pauvres petits enfants, dans les vues d'imprimer à leurs membres une rectitude à laquelle le maillot seul pouvait arriver. Heureusement de telles entraves ne sont plus aujourd'hui que de bien rares exceptions ; bientôt, on ne les connaîtra plus que par le souvenir. La compression gêne la circulation, s'oppose aux mouvements, au développement du nouveau-né, il importe de s'en abstenir. Pas un des êtres vivants dont la nature seule dirige l'élevage, ne subit la moindre compression des membres, ces êtres en sont-ils moins adroits pour cela ?...

Le maillot nouveau a très souvent l'inconvénient de trop serrer le ventre et la poitrine, ce qui est très mauvais encore ; il a aussi celui de masquer pendant un certain temps, les excrétions dont le nouveau-né se trouve sali, ce qui prolonge sur sa peau si délicate le séjour de matières dont le contact amène des irritations, des excoriations, même des plaies qui le tourmentent, qui le privent du repos nécessaire, et peuvent avoir des résultats extrêmement fâcheux.

Le maillot anglais, avec quelques modifications, vaudrait mieux que le nôtre. En attendant qu'il soit adopté chez nous, empruntons-lui ses deux culottes triangulaires, l'une en toile et l'autre en flanelle, qu'on jette autour du siége de l'enfant et que l'on superpose en commençant par celle de toile ; et, demandons aux personnes qui soignent les nouveau-nés, la même sollicitude qu'ont les bonnes anglaises, dont les enfants ne sont jamais mouillés, et qui, à l'âge de quelques mois, ne salisent plus leur linge.

Le berceau sera de fer, autant que la chose se pourra. On proscrira complètement ces sortes de caisses en bois qui, dans certains endroits, constituent encore la couchette des petits enfants. Ces boîtes trop hermétiquement fermées, absorbent, ainsi que leur contenu, des matières dont les exhalaisons ne peuvent qu'être funestes au petit être qui en est presque incessamment entouré.

Les matelas seront de crin, de zastère, de balle d'avoine ou de fougère. La plume ici ferait beaucoup de mal ; la laine également. Un premier matelas sera placé au fond du berceau, un second, recouvrant le premier, sera divisé en trois pièces, de façon qu'on puisse renouveler séparément chacune de ces pièces, celle du milieu principalement qui se trouvera le plus fréquemment salie. Quand le matelas ne présente pas cette disposition, on place sur ce matelas entier, et à l'endroit voulu, un petit carré, fait de l'espèce de duvet, si connu des nourrices, et qui provient du roseau, appelé masse d'eau. La matière de ce carré sera renouvelée très souvent. Le carré de balle d'avoine a des avantages aussi.

La tête du nouveau-né reposera sur un oreiller de crin, ou de paille, mais jamais de plume, cette dernière concentrerait dans le cerveau une trop grande chaleur, augmenterait encore la vitalité déjà excessive de cet organe, d'où, des congestions, des convulsions meurtrières, etc., qu'il importe tant d'éviter. Durant la première enfance, on ne doit jamais avoir la tête sur la plume, et, suivant les dispositions, faire de même pendant bien longtemps. Inutile d'ajouter qu'il faut avoir soin de ne point trop couvrir cette tête, ainsi qu'on le fait par trop fréquemment. Bien des maladies graves de cette partie n'ont pas reconnu d'autre cause.

Les couvertures seront plus ou moins chaudes

selon la saison. Dans l'hiver le lit sera bassiné. On pourra, si les circonstances le commandent, placer une bouteille ou une boule d'eau aux pieds du jeune enfant, mais à une assez grande distance cependant.

Le berceau sera placé dans une pièce vaste, bien sèche, bien éclairée, située au levant ou au midi, mais jamais au couchant ni au nord. Dans les saisons froides, cette pièce sera convenablement chauffée, mais il faudra bien se garder d'en élever par trop la température, cela ferait beaucoup de mal, amènerait les plus graves accidents. Appliquant à la chambre à coucher de l'enfant ce que j'ai dit pour la chambre à coucher de la mère, je répéterai que la température de cette chambre doit osciller entre 12 à 18 degrés ; qu'elle ne dépassera jamais ce maximum ; qu'au contraire, à moins de circonstances exceptionnelles, elle restera plustôt de 2 ou 3 degrés au-dessous...

Jamais le berceau ne sera mis contre un mur, ni sous les rideaux du lit de la mère, jamais, non plus, il ne sera entouré d'épais rideaux, comme on le fait presque partout dans la crainte que l'enfant n'ait froid ; on ne pense pas qu'on le prive d'air et qu'on le force à respirer des miasmes d'une grande insalubrité.

Le berceau doit être entouré d'une simple gaze, d'un canevas, de quelque étoffe très claire qui permette à l'air de se renouveler convenablement.

Généralement on fait l'inverse de ce qui vient d'être dit, et la chambre du nouveau-né est par trop petite. S'il doit habiter la même pièce que la mère, pièce qui, souvent, est augmentée du lit de la bonne, il y a à peine assez d'air pour lui, et d'autres poumons viennent lui en enlever la majeure partie... Je le répète avec le docteur Huffelaud : l'air est la première source de la force vitale et de l'alimentation. principalement chez les enfants...

La chambre du nouveau-né ne devra rien recéler d'insalubre ; on n'y fera jamais sécher de linge, on portera au dehors ou dans une autre pièce, les carrés, les linges salis par les excrétions, on n'y multipliera même pas trop les moyens d'éclairage : les bougies, les lampes prélèvent aussi une partie de l'oxygène indispensable au jeune enfant...

Le nouveau-né sera couché sur l'un des côtés, sur le côté droit principalement. On variera cette position, on le couchera même sur le dos quand il sera un peu plus développé. Il est bon qu'il s'habitue à dormir dans toutes les positions. Je ne parle pas du volume du foie ni des autres circonstances que l'on a invoquées en faveur de telle ou telle manière de placer le nouveau-né ; tout cela est loin d'avoir l'importance qu'on lui a assigné.

Afin d'éviter le strabisme, le berceau sera tourné vis-à-vis ou à l'opposite d'une fenêtre, mais jamais sur le côté. Dans les mêmes vues on évitera que, sur les parties latérales, quelque chose puisse attirer les regards du jeune enfant ; un tableau attaché à la muraille a, plus d'une fois, été la cause de la déviation que l'on doit s'efforcer d'éviter...

J'ajouterai enfin que la chambre du jeune enfant doit être aérée tous les jours par l'ouverture d'une des fenêtres, et, quelle que soit la saison. Il va sans dire que dans les saisons froides les précautions nécessaires ne seront pas négligées...

Mais, avant de laisser ce sujet, il est un fait

d'une haute importance sur lequel il est impossible de ne pas s'arrêter un instant : c'est celui du séjour par trop prolongé du nouveau-né, du jeune enfant dans son berceau. Il y a des nourrices qui, afin de se livrer plus entièrement aux travaux qui leur sont propres, y laissent croupir leur nourrisson, et cela presque du matin au soir. Ce pauvre petit être n'est hors de son lit que juste le temps nécessaire pour ses petits repas. Imaginons-le serré dans des langes à peu près continuellement imbibées de ses excrétions, la tête dans une situation horizontale, une énorme sucette dans la bouche, et privé des mouvements qui tant contribuent au développement de ses forces... Ses cris, on ne les entend pas... Il finit par ne plus crier et par dormir presque continuellement ; mais de quel sommeil ?... C'est de la torpeur, de la congestion au cerveau ; et puis, dans quel état de santé est ce malheureux enfant ? Quel teint, quelle peau, quel arrêt de développement... Bon nombre de jeunes enfants doivent la mort à une pareille manière de faire. On ne saurait donc trop sévèrement s'y opposer... Pour un assez grand nombre de nourrices, la surveillance doit être incessante ; on les laisse trop sans les surveiller.

Parlerais-je du bercement? Qu'en dirai-je, si ce n'est un mot d'entière proscription. Des médecins fort recommandables ont établi que le bercement congestionne le cerveau, détermine des vomissements. Les mères ne croient point aux assertions de ces médecins, elles n'admettront pas que le bercement soit dangereux : on a tant bercé et l'on berce tant partout! » N'admettront-elles pas non plus que le bercement est au moins tout à fait inutile? Une chose qu'elles ne pourront révoquer en doute, c'est que celles qui se font les berceuses de leurs enfants, peuvent dire adieu à la tranquillité, au repos et au sommeil. Bientôt le jeune enfant devient un petit tyran devant la volonté duquel la pauvre mère doit à tout instant céder. Tant souffrir pour rien, ou pour opérer quelque mal! Je l'ai dit, les cris d'un enfant sont souvent nécessaires au développement de ses poumons et de la cage osseuse qui les renferme. Ces cris ne sont nuisibles que quand ils sont dus à quelque cause morbide, et, alors le médecin seul peut y remédier.

Les grands froids sont funestes aux nouveau-nés; il en périt un grand nombre sous l'influence de cette cause. Quand on songe en effet que durant le temps de la gestation, le fœtus s'est développé sous une température de 37 degrés, et qu'à sa naissance il peut se trouver soumis à un froid de 10 à 15 degrés au-dessous de glace, on s'explique parfaitement cette mortalité.

A Paris, par exemple, où les nouveau-nés doivent être portés aux mairies pour la déclaration de la naissance et la constatation du sexe, la mort frappe principalement ceux qui se trouvent les plus éloignés de ces mairies. Il serait bien avantageux que cette déclaration de naissance et cette constatation du sexe fussent faites à domicile, et qu'un médecin fût nommé *ad hoc*; bien des décès seraient évités.

L'eau froide des ablutions baptismales a aussi de graves inconvénients. A cette époque de la vie, le cerveau, à l'endroit des fantanelles, n'est protégé que par une membrane très-délicate.

En 1790, le prince-évêque de Wurtzbourg (Allemagne), a publié un décret par lequel il ordonnait aux curés : de baptiser dans les maisons particulières, pendant les mois de décembre, janvier et février, lorsqu'ils en seraient requis par les parents, et de n'employer que de l'eau chaude pour le baptême. » De cette manière, un déplacement dangereux, et l'action nuisible de l'eau froide étaient complètement évités.

En France, le 17 janvier 1831, M. le ministre de l'Instruction publique et des cultes, a adressé à tous les évêques du royaume une circulaire dans laquelle, après leur avoir parlé des dangers que font courir aux nouveau-nés, les ablutions baptismales froides, il réclame l'intervention de leur autorité auprès des curés et des desservants de leurs diocèses pour que ces derniers, dans les saisons froides, ne se servent que d'eau chaude pour ces ablutions.

Si cette sage mesure n'est pas encore adoptée partout, il est d'une extrême importance qu'elle le soit au plus tôt.

Souvent à l'occasion du baptême, des pétards, des coups de feu accompagnent le nouveau-né jusqu'à l'église, et ces détonations ont lieu le plus généralement à une faible distance de ce petit être, dont les organes sont encore si délicats. Aussi, a-t-on vu plus d'une fois la surdité résulter de cette coutume à laquelle également il serait bon de remédier...

Aussitôt la naissance, on a lotionné l'enfant de la tête aux pieds, ou bien, dans un petit bain, on a débarrassé sa peau de tout ce dont elle a pu être salie. Les mêmes soins de propreté doivent lui être prodigués toutes les fois que le besoin vient s'en faire sentir. Seulement, il faut toujours de grandes précautions : on a vu bien des fois les premières lotions ou les premiers des petits bains amener des jaunisses fort opiniâtres à cause des transitions subites auxquelles on n'avait point assez songé.

Beaucoup de gens veulent des bains journaliers pour les jeunes enfants. Je crois à cette manière de faire une exagération qui peut avoir d'assez sérieux inconvénients.

Dans les trois premiers mois de la vie, les lotions de propreté me paraissent suffisantes ; on les fera à l'eau douce et l'on en diminuera peu à peu la température selon le conseil qu'en aura pu donner le médecin. A dater de cette époque, une lotion générale, un lavage de la tête aux pieds, pourra être pratiqué. Tous les quinze jours en été, tous les mois ou toutes les six semaines en hiver, l'enfant prendra un bain à la température de 28 à 30 degrés centigrades, et on ne l'y laissera que dix minutes chaque fois... Qu'on jette les yeux sur les enfants soumis au bain journalier, et qu'on les retourne sur les enfants de nos villages qui n'en prennent presque jamais, et l'on verra de quel côté est l'avantage. Je ne veux pas dire que ces derniers ne seraient pas plus frais et mieux portants encore s'ils prenaient des bains un peu plus fréquemment... Je veux établir seulement que le bain journalier est loin de procurer tous les avantages qu'on lui prête.

Malgré les soins de propreté les mieux entendus, très fréquemment les aines, les cuisses, les aisselles, etc., deviennent le siége de rougeurs, d'excoriations, de suintements qui ont leurs inconvénients. Afin d'en préserver les jeunes enfants, il faut, après chaque lavage de ces parties avec une éponge douce, et sans exercer le moindre frottement, les recouvrir de lycopode ou de poudre de bois mort. Ces deux substances ont sur les poudres de riz, d'amidon, de fécule, le grand avantage de devenir une sorte de vernis protecteur, qui laisse couler l'urine sans que celle-ci puisse s'incorporer avec lui ; tandis que les fécules s'imbibant d'urine, finissent par devenir une pâte solide et très irritante pour la peau, et qui, bien des fois détermine des plaies très douloureuses.

Quand les soins de propreté de la tête laissent à désirer, celle-ci se recouvre d'une crasse qui devient souvent une calotte dégoûtante et d'une odeur fétide, dont il faut bien arriver à débarrasser le jeune enfant malgré les avis contraires de certaines voisines qui voient dans ces croûtes un *noli me tangere* qu'il faut bien se garder d'enlever : il peut y aller, disent-elles, de la vie du petit malheureux qui s'en trouve si tourmenté cependant. Pauvres femmes, ouvrez donc les yeux à la lumière du siècle, et de pareilles ténèbres disparaîtront à l'instant... Tous les jours il faut passer sur la tête des jeunes enfants une éponge douce et chargée de très peu d'eau, afin que le cuir chevelu reste moins longtemps humide, et essuyer chaque fois ce dernier avec un linge fin, la crasse ne pourra se former.

Mais, si l'accumulation est faite, chaque soir

il faut mettre de l'huile d'olive ou d'amandes douces sur la tête de l'enfant, et le lendemain frotter d'arrière en avant avec une brosse de chiendent. Quelques jours de ces soins, et toute la crasse disparaîtra. On aura la précaution, bien entendu, de ne plus la laisser revenir, et s'accumuler de nouveau.

En règle générale, on peut établir qu'il faut peu couvrir la tête des enfants, c'est la meilleure manière de leur éviter des congestions, des affections cérébrales auxquelles le jeune âge est si particulièrement sujet. Il est même extrêmement avantageux, qu'arrivés à un certain âge, les enfants couchent et jouent tête-nue...

Dans les quatre ou cinq premières semaines de la vie, le jeune enfant dort de 18 à 20 heures sur 24, et ce sommeil lui est de toute nécessité. Mais, à mesure qu'il avance en âge, il dort de moins en moins dans le jour, et, le plus ordinairement, il reste éveillé toute la journée dès qu'il a dépassé ses deux ans. A dater du dix-huitième ou du vingtième mois, il faut le déshabituer peu à peu de son sommeil diurne, cette sieste ne lui fait plus de bien.

Il est très avantageux que le jeune enfant soit net de bonne heure. Malgré toutes les précautions possibles, les excrétions séjournent plus ou moins longtemps autour de lui et le forcent à la respiration d'un air insalubre qui ne peut que lui être nuisible. Pour cela, il faut, si je puis ainsi dire, épier les fonctions de l'enfant, le mettre sur le pot ou sur la chaise aux moments que l'on a cru remarquer être les plus convenables. On répète la même chose tous les jours et aux mêmes heures, et avec un peu de patience on arrive au but.

Il faut de bonne heure soumettre l'enfant à l'action de l'air extérieur. Rien n'est fortifiant, n'est vivifiant comme l'air pur. Bien des gens, dans la classe aisée principalement, craignent de sortir leurs enfants, ils les tiennent dans un salon, dans des pièces bien closes, tant ils redoutent l'action de l'air du dehors pour eux. Aussi quelle *facies* ont ces enfants, quelle pâleur, quel étiolement. C'est l'histoire de la pomme de terre qui pousse dans une cave. Transplantez à l'air cette pomme de terre, bientôt ses feuilles jaunies prendront le beau vert des autres plantes. Sortez tous les jours le jeune enfant décoloré, bientôt aussi ses joues vous offriront le beau coloris dont brille la face des enfants qui passent au dehors une grande partie de leur vie. Mais, à quel âge doivent commencer les sorties journalières du nouveau-né? Cela dépend beaucoup de la saison dans laquelle il est venu. En général, la première sortie peut avoir lieu après la troisième semaine. Si le froid est rigoureux, cette sortie n'aura lieu que dans une pièce voisine dont la température sera plus basse que celle de la chambre habitée jusque là par lui. Peu à peu on s'enhardira, le séjour dans la pièce non-chauffée sera plus long, et l'on saisira un moment de soleil ou de température moins basse pour le porter dehors; on arrivera bientôt à faire ce que l'on voudra pour les sorties. Dans les autres saisons, elles pourront avoir lieu au bout de dix ou douze jours.

Je crois devoir m'élever ici à cette occasion contre un abus qui se commet à peu près partout, c'est de couvrir par trop les jeunes enfants, toujours dans la crainte qu'ils n'aient froid; et de renchérir encore sur la masse de vêtements qui les entourent, par un vêtement supplémentaire tout au moins inutile, je veux parler de la pelisse ouatée, manteau très élégant du reste, qui imprime un cachet tout particulier au petit être qui en est recouvert, mais qui, trop souvent, ajoute encore à la concentration du calorique déjà trop grande autour de cet enfant. Presque toujours une moiteur très prononcée, résulte de la charge de vêtements dont la tendresse maternelle couvre les jeunes enfants, et c'est alors que le moindre courant d'air, la plus petite fraîcheur amène ces rhumes, ces corizas que l'on veut tant éviter, et que le froid extérieur détermine bien moins souvent que la sollicitude exagérée des mères... Le nouveau-né doit avoir chaud, il ne doit pas suer. Que ces petits êtres donc ne soient point *douillettés*, ils deviendront plus forts et se porteront mieux...

La petite voiture-berceau est extrêmement utile pour les sorties des jeunes enfants. Une sorte de voile en tulle, à mailles assez larges, leur rend des grands services encore ; dans la saison des mouches, il les préserve des importunités de ces dernières, et dans les saisons froides, l'air se tamise à travers les petites ouvertures de ce tissu et n'a pas les inconvénients d'un air glacial qui arriverait tout directement dans les fosses nasales et les poumons...

Vers le troisième ou le quatrième mois le maillot doit être remplacé par d'autres vêtements. Je ne dirai rien de la forme de ces derniers ; qu'ils soient plus ou moins chauds suivant la saison, qu'ils soient confectionnés de façon à n'exercer aucune compression nuisible, telle est la base sur laquelle ils doivent être établis. Le goût, la mode feront le reste. Seulement que cette mode ici laisse la puissance souveraine avec laquelle elle règne ailleurs trop souvent au détriment de la santé. Qu'elle prenne sous sa protection ces pauvres petits êtres auxquels elle peut faire tant de bien ou tant de mal, qu'elle abandonne pour eux ses caprices et qu'elle se constitue leur seconde mère : elle aura bien mérité de tous...

Ajouterai-je en terminant que toute mère doit se faire une loi de faire vacciner ses enfants, et de les faire vacciner de très bonne heure?... Ce serait prêcher un trop grand nombre de converties. Il y a bien encore quelques indifférents à l'endroit de cette découverte qu'à juste raison on qualifie de divine, il y a même aussi quelques contradicteurs : les choses les plus sublimes sont-elles toujours exemptes de contradiction?...

Mais la vaccine n'en restera pas moins l'éternel honneur de Jenner et le plus précieux présent que la Providence ait fait à l'humanité...

Quand je dis que la mère doit faire vacciner ses enfants de très bonne heure, je dois un mot d'explication : En temps ordinaire, la vaccination peut être faite à partir de la sixième semaine ; en temps d'épidémie on peut la pratiquer dans les premiers jours de la vie. On a dit, il est vrai, que les vaccinations hâtives sont extrêmement dangereuses, cela n'est vrai que pour les nouveau-nés que l'on emporte au loin en toute saison et pendant l'évolution vaccinale... Ce n'est pas la vaccine par elle-même qui constitue un danger : la mortalité dont on l'accuse n'est due qu'au défaut de soins, qu'au manque de précautions suffisantes de la part des personnes qui se procurent, dans les maternités ou ailleurs, des nourrissons que l'on vient de vacciner.

Je pourrais donner ici aux mères quelques conseils particuliers sur la manière dont elles doivent façonner l'esprit, le cœur, les mœurs, et les sentiments de leurs enfants : elles en sont les premières, les plus dévouées institutrices. Je les renvoie à mon *Livre des Jeunes Mères*. Je me borne à leur reproduire ici l'épigraphe qui m'a servi de base pour ce petit ouvrage : « De l'éducation physique, morale et intellectuelle de l'enfance, dépendent beaucoup plus que généralement on ne se l'imagine, la bonne ou la mauvaise santé, la force ou la faiblesse, les bons ou les mauvais penchants, le bien ou le mal du reste de la vie..... »

FIN.

TABLE DES MATIÈRES

Paris, lib. - Mirecourt typ. Humbert

HUMBERT, ÉDITEUR A MIRECOURT (VOSGES)

OUVRAGES POPULAIRES DU Dr DEBOURGE

Un mot sur la vaccine et les revaccinations (épuisé).

Les Cent et une Soirées d'hiver, le Livre de chacun et de tous, ou les Causeries populaires sur l'hygiène, 1 vol. in-8°, broché, avec le portrait de l'auteur. Prix... 2 fr.

(Ouvrage couronné par l'Académie universelle de Paris.)

Le Livre des jeunes mères, ou les mille et un Conseils sur la manière d'élever les enfants, 1 vol. in-12, broché, Prix.. 2 fr.

Un mot sur les habitations insalubres, 1 vol. in-12, broché. Prix.................................... 50 c.

Le Mémento du père de famille et de l'éducateur de l'enfance, 1 vol. in-12, broché. Prix........... 50 c.

Le Buveur, son présent et son avenir, le présent et l'avenir de sa famille, de sa descendance et de la société; causeries populaires sur l'alcoolisme. 1 vol. in-12. Prix.... 1 fr.

Cet ouvrage a remporté le prix (Médaille d'or) au concours de la Société médicale d'Amiens (1863).

Le Livre d'or des enfants, ou les causeries maternelles et scolaires sur l'hygiène. Prix......................... 1 fr.

Le Mémento du sapeur-pompier (épuisé).

Le Sapeur-Pompier des Villes et des Campagnes, théorie, pratique et conseils, par MM. Debourge et Humbert, anciens capitaines de pompiers. 1 vol. in-18 jésus. Prix.. 80 c.

Sapeurs-Pompiers, Volontaires et Sociétés de secours mutuels (épuisé).

Le Rachitisme et l'alimentation, conseils aux mères et aux nourrices, causeries populaires. 1 vol. in-12, broché. Prix.. 1 fr.

SOUS PRESSE :

Les Causeries du Dimanche sur les principales falsifications des substances alimentaires et de plusieurs autres produits à l'usage de l'homme.

Paris, lib. — Mirecourt, typ. Humbert.

www.ingramcontent.com/pod-product-compliance
Ingram Content Group UK Ltd.
Pitfield, Milton Keynes, MK11 3LW, UK
UKHW020453200726
13857UKWH00002B/696

9 782011 915368